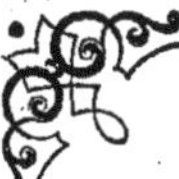
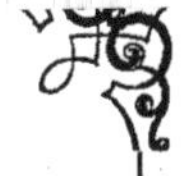

ÉLECTRICITÉ MÉDICALE.

DE

L'ÉLECTRISATION GÉNÉRALISÉE

OU D'UNE

MÉTHODE SIMPLE, FACILE ET INOFFENSIVE

D'APPLIQUER L'ÉLECTRICITÉ

AU TRAITEMENT DES MALADIES INTERNES,

Par le Docteur NIVELET,

de Commercy (Meuse).

> Il ne faut pas être doué à un haut degré du don de prophétie, pour avoir la conviction que l'électricité jouera, dans un avenir prochain, malgré tous les obstacles, un rôle important dans la médecine.
>
> (DROPSY.)

A NANCY, | A PARIS,
Vagner, imp.-lib., rue du Manége, 3. | Leiber, lib., rue de Seine-St.-Germain, 13.

A COMMERCY, CHEZ L'AUTEUR.

1860.

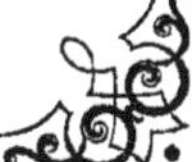

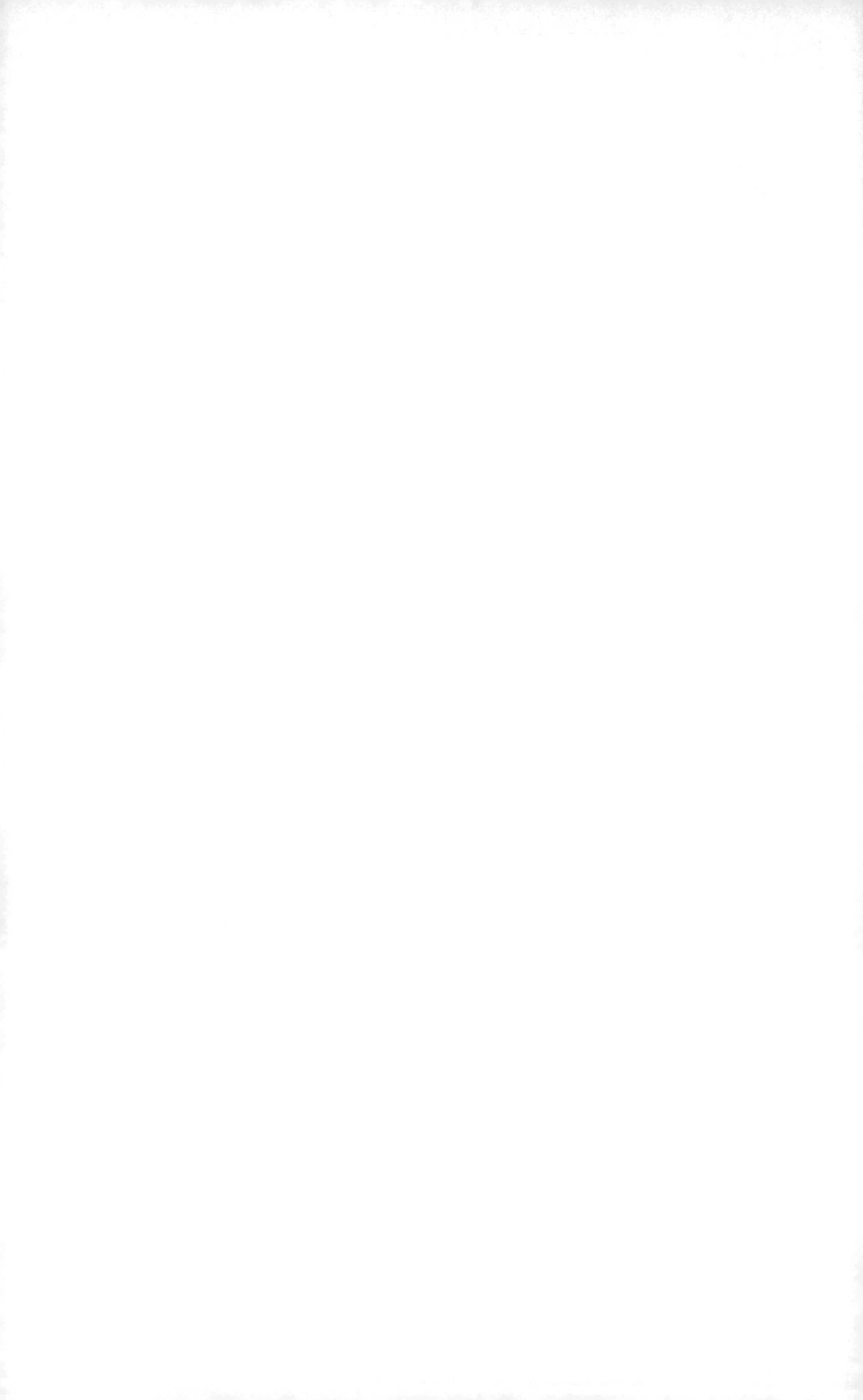

ÉLECTRICITÉ MÉDICALE.

DE

L'ÉLECTRISATION GÉNÉRALISÉE

OU D'UNE

MÉTHODE SIMPLE, FACILE ET INOFFENSIVE

D'APPLIQUER L'ÉLECTRICITÉ

AU TRAITEMENT DES MALADIES INTERNES,

Par le Docteur NIVELET,

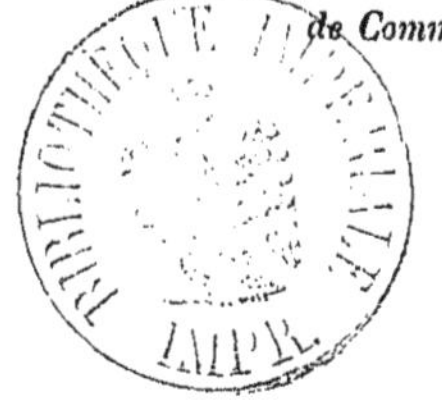

de Commercy (Meuse).

Il ne faut pas être doué à un haut degré du don de prophétie, pour avoir la conviction que l'électricité jouera, dans un avenir prochain, malgré tous les obstacles, un rôle important dans la médecine.

(DROPSY.)

A NANCY, | A PARIS,
Chez M. Vagner, lib., rue du Manége, 3. | Leiber, lib., rue de Seine-St.-Germain, 13.

A COMMERCY, CHEZ L'AUTEUR.

1860.

NANCY, IMPRIMERIE DE VAGNER,
Rue du Manége, 3.

DE L'ÉLECTRISATION GÉNÉRALISÉE.

CHAPITRE Ier.

CONSIDÉRATIONS PRÉLIMINAIRES.

L'Electro-Thérapie qui, il y a deux ans à peine, ne rencontrait que de l'indifférence dans la masse des esprits, commence à intéresser le public et à émouvoir le corps médical.

Le moment nous semble arrivé de faire connaître le résultat de nos observations, de nos recherches, de nos expériences, et d'élucider, pour les praticiens à venir, les questions fort embarrassantes qu'ils rencontreront au début.

Le moment nous semble arrivé, surtout, de nous prononcer sur une méthode trop exclusivement suivie en France, et dont les exagérations ont nui et nuisent tous les jours à la propagation de l'Electro-Thérapie.

Nous voulons parler de la doctrine de la *localisation*, instituée par le docteur Duchenne, de Boulogne.

Loin de nous l'idée de repousser cette doctrine dans tous ses points. Mais, quand nous voyons les praticiens français la suivre, même pour le traitement d'affections aussi générales que le sont les névroses, telles que la chorée, nous restons persuadé que ces errements systématiques, auxquels s'adjoignent d'autres exagérations fâcheuses, ne peuvent que compromettre l'avenir de la science nouvelle.

C'est pourquoi nous venons opposer à la doctrine de la *localisation* des courants électriques, celle de la *généralisation*. La première pourrait s'appeler la méthode française ; la seconde est d'origine allemande ; elle a pour auteur Joseph Dropsy, de Cracovie, docteur en médecine et en chirurgie de l'Université de Berlin et de l'Académie de Moscou.

Mais, avant de faire l'exposé des principes fondamentaux de l'œuvre de M. Dropsy, il est indispensable que nous disions encore quelques mots de la doctrine de la localisation. Sans vouloir rien ôter au mérite de son auteur, dont le nom restera lié à l'avénement de l'Electro-Thérapie dans notre pays, qu'il nous soit permis de l'apprécier, de la critiquer même, tout en rendant hommage aux consciencieux travaux de M. Duchenne.

La crainte des actions ou des réactions reflexes sur les centres nerveux, et une idée trop fixe qui dominait

ce savant praticien dans ses belles études sur les paralysies et sur l'Electro-Myologie , l'ont porté à ériger la
localisation des courants en point de doctrine. Aussi,
son point de départ se trouve-t-il résumé dans la question suivante qu'il pose dans son livre :

« Comment gouverner à travers les organes un agent
» aussi puissant , aussi rapide que l'électricité ? Com-
» ment lui imposer des limites ? »

Il résout cette question par les expériences qu'il a
faites et par les résultats fort différents qu'il a obtenus ,
suivant l'état de sécheresse ou d'humidité des excitateurs.

Il en conclut que l'on arrête, à volonté, la puissance
électrique dans la peau ; qu'on peut la traverser et limiter
l'action de l'électricité dans les organes qu'elle recouvre.

Concentrer un courant électrique dans la peau, dans
un muscle, ou dans tout autre organe , est un fait qui
peut s'admettre, même quand il s'agit d'un corps aussi
conducteur que l'est, dans son ensemble, le corps humain. Mais, arrêter le courant, et le *limiter*, à volonté,
dans tel ou tel organe, c'est une autre question.

Certains faits, qui se produisent journellement dans
la pratique, sont propres à démontrer que l'organisme,
dans son ensemble , est soumis au courant électrique ,
aussitôt que deux réophores le touchent sur deux points
différents.

Quel est le praticien qui ne s'est senti , lui-même ,
saisi par le courant, du moment qu'il se trouve en rap-

port avec l'un des réophores ou un point quelconque de la peau du malade qu'il électrise ?

Ne sait-on pas que toute application de l'électricité, même sur des parties éloignées du système utérin , est propre à modifier la menstruation ?

Ne voit-on pas, tous les jours, des courants généraux guérir des affections locales ?

J'ai vu, pour mon compte, dans un cas de paralysie de la paupière supérieure, l'œil s'ouvrir, sous l'influence d'un courant dirigé d'une main à l'autre.

Tous ces faits nous semblent contredire formellement les principes posés par M. Duchenne.

A nos yeux , la conséquence la plus fâcheuse de la doctrine de la localisation a été de conduire M. Duchenne au principe des courants *à forte tension*, principe professé aussi par M. A. Becquerel.

Ce principe de pratique , formulé par des hommes qui occupent un rang si distingué dans le corps médical, n'est que trop propre à retarder , pour longtemps encore , la marche et le développement de l'Electro-Thérapie. Il rend l'application de l'électricité effrayante pour les malades , et il intimide les praticiens eux-mêmes. C'est par les courants à forte tension que l'on s'expose aux réactions sur les centres nerveux, aux syncopes, accidents qui déconcertent le médecin et le rebutent vite.

Plus fait douceur que violence.

Cet adage, nous en sommes convaincu , deviendra la devise de la science nouvelle.

CHAPITRE II.

MÉTHODE DROPSY.

Pendant que M. Duchenne, par ses consciencieuses recherches, établissait parmi nous la doctrine de la localisation, Joseph Dropsy se livrait, lui aussi, à des études, à des expériences, concluant à des principes opposés, à la généralisation des courants.

Le livre dans lequel M. Dropsy expose sa doctrine et résume ses travaux, a été publié en France, en 1857 (1). Il a été présenté, par son auteur, au concours pour le prix de 50,000 fr., institué par l'Empereur des Français.

Jusqu'à présent, ce livre, conçu dans des formes originales et garni de formules bizarres, en apparence, a fixé, à peine, l'attention des praticiens. C'est à tort, suivant nous, car il nous semble renfermer les bases de la vraie science Electro-Thérapique.

(1) Electro-Thérapie ou application médicale pratique de l'Electricité. Paris. J.-B. Baillière. 1857.

Cette doctrine se résume dans les propositions suivantes :

1° La présence de l'électricité dans l'organisme humain n'est nullement accidentelle. Elle est une condition essentielle de son existence. Non seulement l'électricité est inséparable du corps humain, mais elle s'y manifeste d'après une loi certaine qui est, à l'état normal, constante, sans exception, et qui, dans l'état de maladie, présente toujours des aberrations bien marquées.

2° Le but principal des applications de l'électricité, dans les maladies, est d'agir sur les nerfs, qui sont les premiers moteurs et régulateurs des fonctions de l'organisme. L'électricité factice à laquelle le médecin a recours, doit régler les courants électriques propres à l'organisme qui ont, dans les maladies, une polarité plus ou moins opposée à celle de l'état normal. Cette polarité opposée peut siéger : 1° ou dans les centres nerveux ; 2° ou dans la périphérie, c'est-à-dire dans la sphère des nerfs moteurs, ou dans celles des nerfs sensitifs.

3° On peut, par une formule, exprimer une manifestation de l'électricité du corps humain à l'état physiologique.

4° On peut pareillement noter, par une formule, les déviations de l'électricité dans l'état pathologique.

5° L'idée de la maladie n'est pas le résultat d'une réunion volontaire des symptômes ; elle est fondée sur la notion de la signification du plus ou du moins, de ces deux facteurs de toutes les vérités mathématiques. On parvient à sa conception juste et claire, par l'examen de certains points de l'organisme à l'état normal.

6° On voit que, dans cette doctrine, la maladie et le moyen de la guérir sont identiques. Les maladies, manifestées par

des anomalies de l'électricité propre du corps humain, se trai-
tent par l'électricité elle-même.

7° L'application locale de l'électricité n'est satisfaisante
que par exception. L'application générale de cette force est,
sans exception, efficace. En agissant généralement, on produit aussi un effet local sur chaque partie plus ou moins ac-
cessible de l'organisme.

8° Le traitement des maladies curables par l'électricité,
selon la méthode de la généralisation, a une certaine valeur,
en comparaisen des autres méthodes curatives. Elle exclut la
spontanéité absolue du médecin, qui n'est jamais exempt de la
règle : « *Errare humanum est.* » C'est l'électricité qui réalise,
dans cette méthode, le diagnostic et le traitement de la maladie.

9° L'aberration de la polarité électrique de l'organisme humain, dès qu'elle est constatée, ne peut fournir d'autre indication que de changer une polarité inverse en polarité normale.

10° Dans toutes les maladies curables, l'épreuve électrique
fait toujours découvrir des aberrations de l'électricité à l'état
normal, et la formule montre toujours un effet favorable, c'est-
à-dire, un effet plus rapproché de la formule normale qu'avant
l'application.

11° L'application de l'électricité, pour être logique, ne doit
avoir en vue que de régler les perversions polaires.

Tels sont les principaux points fondamentaux de la
doctrine de l'électrisation généralisée. Au chapitre des
applications au traitement des maladies, nous déve-
lopperons plus complétement la pensée de l'auteur, et

nous ferons connaître ses ingénieux moyens d'exploration.

Avant d'arriver à cette partie, la plus importante de notre travail, il est indispensable que nous examinions quels sont les appareils les plus propres aux applications de l'électricité à la thérapeutique médicale.

CHAPITRE III.

DES APPAREILS LES PLUS CONVENABLES A L'ÉLECTRISATION GÉNÉRALISÉE.

Electricité de tension. — On pourrait employer les grandes machines à frottement, celles qui développent l'électricité statique ou de tension.

Dans ces machines, l'électricité est positive dans le conducteur, et négative dans le coussinet. Il faudrait donc, pour établir une polarité, un courant, mettre constamment le corps humain en relation convenable avec le conducteur et le frottoir de la machine.

Mais les machines à frottement sont incommodes, difficiles à transporter; elles sont fragiles et leur force est influencée par l'état de l'air atmosphérique et ses fluctuations.

Electricité galvanique. — Les appareils à courants galvaniques ou continus, c'est-à-dire les piles, peuvent être appliqués, avec succès, comme moyen curatif. Aujourd'hui, on leur préfère généralement les appareils à courant intermittent, ou d'induction; mais il est possible que, dans un temps donné, ceux-là obtiennent eux-mêmes la prééminence.

Suivant les effets que l'on veut produire, les piles qu'on emploie sont variables par l'étendue en surface, et par le nombre des éléments.

Pour les applications médicales proprement dites, on préfère les piles propres à fournir un courant d'une certaine tension, c'est-à-dire, les piles à couples multiples et peu volumineux. Quand on veut obtenir une grande quantité d'électricité, comme quand il s'agit de produire des effets calorifiques pour des cautérisations, on emploie des couples à large surface.

Pendant longtemps on n'a fait usage que des piles à auges. Aujourd'hui, les deux principaux inconvénients qu'on leur reconnaisse, sont : le défaut de constance dans leurs effets, et la difficulté de les nettoyer.

Les piles de Cruikshank, de Wollaston, de Bunsen, sont difficilement applicables dans la pratique, soit à cause des acides qu'elles nécessitent, soit à cause de leur volume, soit enfin à cause de la calorification qu'elles développent.

On a cherché à remédier à ce dernier inconvénient par des appareils, composés d'une multitude de petits couples et capables de grands effets physiologiques, sans qu'on ait à craindre une calorification trop intense. Telles sont les chaînes de Golbérger et de Pulvermacher. Mais, le manque de constance dans la tension électrique de ces petits appareils, et les interruptions continuelles dues à leur mobilité, les éloignent déjà de la pratique.

Les recherches actives faites, dans ces derniers temps, pour arriver à obtenir des piles à tension constante et prolongée, promettent de satisfaire bientôt aux désirs des praticiens. Déjà, M. Hiffelsheim, de Paris, annonce dans le Courrier médical, une pile dont la tension égale et constante pourra se soutenir au moins quinze jours : il n'a plus, dit-il, qu'à rendre cette pile commode et portative pour l'usage.

En attendant, M. Remak, de Berlin, affirme, qu'au point de vue purement médical, il obtient des résultats très-satisfaisants à l'aide de simples couples de Daniel.

Les discussions animées qui se sont produites, dans ces derniers temps, entre ces deux praticiens distingués, auront pour conséquence, nous l'espérons, de raviver la question du galvanisme médical, trop négligée de nos jours.

Quant à l'application des courants galvaniques par la méthode généralisée, elle se fait de la même manière et d'après les mêmes principes que celle des courants d'induction dont nous allons nous occuper.

Electricité d'induction. — Les appareils propres à fournir les courants d'induction sont de deux sortes : 1° *magnéto-électriques*, ou fonctionnant par la mise en rapport d'un fer doux avec les pôles d'un aimant ; 2° *volta-magnétiques*, ou fonctionnant à l'aide d'une pile.

Les premiers ont pour les malades une action plus dure ; ils nécessitent l'intervention d'un aide pour leur maniement ; ils se graduent mal. Bien qu'ils soient placés, pour l'usage, en première ligne, par M. A. Becquerel, nous n'hésitons pas à nous prononcer contre eux. Ils sont, pour les malades, beaucoup plus douloureux que les autres, et ils exposent davantage le praticien à des désagréments, à des accidents. Nous déplorons le patronage qu'ils trouvent dans M. A. Becquerel. Nous sommes convaincu que l'engouement qu'il montre pour eux retardera les progrès de l'Electro-Thérapie, en France.

M. Dropsy exprime aussi sa préférence pour les appareils magnéto-électriques. Il la fonde, chose étonnante, sur leurs moyens de graduation qu'il croit plus parfaits, et sur l'avantage qu'ils auraient de posséder des pôles mieux déterminés. Il est vraisemblable qu'au moment où M. Dropsy écrivait son livre, il n'avait pas encore eu connaissance des différents appareils volta-magnétiques qui s'étaient produits en France, et qu'il ignorait l'heureuse découverte que M. Duchenne a faite, pour la graduation, dans le tube de cuivre qui enveloppe le fer doux central de la bobine d'induction.

Les appareils *volta-magnétiques* ont une supériorité qui nous semble incontestable : 1° par leur commodité, qui dispense le praticien d'aucun aide ; 2° par la douceur de leur action ; 3° par les moyens de graduation étendus et délicats qu'ils présentent. Avec eux, on peut soumettre aux courants électriques les sujets les plus impressionnables à l'électricité ; par eux seuls , on évite des accidents fâcheux dans certaines idyosincrasies.

Quoi qu'en dise M. A. Becquerel, les appareils *volta-magnétiques* ont des propriétés spéciales qu'ils tiennent de la pile, base essentielle de leur constitution. Ce savant , dans une édition toute récente de son *Traité des applications de l'électricité à la thérapeutique*, combat plus vivement que jamais les propositions de M. Duchenne sur les propriétés particulières des courants de premier ordre et de second ordre. Il ne veut voir, dans la différence du mode d'action du courant inducteur et du courant induit, autre chose qu'une question de tension , dépendante de la différence de diamètre et de longueur des fils. Sans tenir compte de la connexité du fil inducteur avec la pile, et des conditions toutes différentes où se trouve le fil fin , il nie positivement les propriétés différentes du courant inducteur et du courant induit.

Nous savons combien est imposante l'autorité de M. A. Becquerel ; mais nous craignons que ce savant n'ait étudié la question plutôt en physicien qu'en physiologiste. Sans doute, les dernières expériences que M. Becquerel a faites avec le galvanomètre, et les déterminations qu'il a obtenues à la boussole des Sinus, jugent la question de tension. Mais, cette question comporte-t-elle tout en elle-même ?... Là, nous semble résider l'erreur de M. A. Becquerel.

Nous avons institué nous-même une série d'expériences propres à déterminer les propriétés différentes du courant de premier ordre et du courant de second ordre. Nous avons eu soin de comparer, dans tous les cas, ces propriétés à celles du courant continu fourni par la pile. Si ce n'est pas ici le lieu de rapporter ces expériences avec détail, nous en résumerons, au moins, les points les plus saillants. Ces expériences ont été faites avec un appareil de notre façon, fonctionnant à l'aide d'un couple de Bunsen, de petite dimension. Le fil inducteur de notre bobine porte un millimètre de diamètre, et environ 70 mètres de longueur ; le fil induit offre : diamètre, 1/4 de millimètre ; longueur, 170 mètres (1).

Expériences de décomposition. — La décomposition de l'eau, par les trois courants, est fort différente pour les résultats et la promptitude des effets.

La pile a une action instantanée.

(1) Pour que nos expériences soient concluantes et que la question de tension soit mise hors de cause, nous avons, à l'imitation de M. A. Becquerel, établi une bobine dont les deux fils, le fil inducteur et le fil induit, ont le même calibre et la même longueur. Cette bobine nous a donné des résultats analogues à ceux de la précédente.

Le courant de premier ordre agit beaucoup plus vite que le courant de second ordre.

Le premier a des pôles déterminés, et l'on voit se dégager l'oxygène, d'une part, et l'hydrogène, de l'autre. Le réophore, qui attire l'oxygène, s'oxyde seul.

Le second a une action de décomposition très-lente : ses deux réophores s'oxydent à peu près également.

Sur les solutions minérales, sur l'albumine, sur l'urine, la différence est analogue. Instantanéité d'action du courant de la pile : pôles déterminés. — Action plus tardive et plus lente du courant de premier ordre ; mais résultats analogues. — Au courant de deuxième ordre, l'action est plus retardée et plus lente encore ; elle est double et s'opère à chaque pôle à peu près de la même manière.

Expériences sur la sensibilité. — Sur les animaux à sang froid, le courant de la pile et celui du gros fil déterminent des contractions moins vives et moins subites que celui du fil fin : mais leurs effets stupéfiants durent beaucoup plus longtemps. Les lésions locales produites par le contact des réophores du courant de deuxième ordre, sont beaucoup plus prononcées et beaucoup plus persistantes que celles qui sont occasionnées par le courant de premier ordre et par le courant continu.

Il nous semble, d'après ces expériences, qu'il est impossible de mettre en doute les propriétés différentes du courant continu, du courant intermittent de premier

ordre et du courant intermittent de second ordre. Il
nous semble démontré que la tension des courants ne
peut rien faire préjuger de leurs autres propriétés, puisque leur force de décomposition et leur action sur la
sensibilité, ou pour mieux dire, sur l'innervation, est,
en quelque sorte, en raison inverse de cette tension.

Quant aux conséquences thérapeutiques qui pourront
ressortir de ces faits, nous laisserons à l'avenir le soin
de les formuler. On pensera, peut-être, avec nous, que
des expérimentations de ce genre sont propres, avant
tout, à établir l'Electro-Thérapie sur des bases plausi-
bles.

Une question, intéressante aussi à étudier, est celle
des effets différents que peuvent produire les courants
intermittents, suivant la rapidité plus ou moins grande
des vibrations de l'interrupteur. Déjà, M. Duchenne a
reconnu la grande différence des résultats que donnent
les intermittences lentes, ou les vibrations rapides, dans
le traitement de certaines paralysies : il a reconnu,
surtout, que les dernières exposaient à des contractures
fâcheuses.

Les expériences électro-physiologiques nous parais-
sent propres, encore, à jeter du jour sur cette question.

CHAPITRE IV.

—

APPAREILS VOLTA-MAGNÉTIQUES.

La fabrication a produit, dans ces derniers temps, de nombreuses variétés d'appareils volta-magnétiques. Les deux plus récents, ceux de MM. Gaiffe et Rumhkorf, sont séduisants par la petitesse de leur volume et leur simplicité. Mais la pile ou sulfate de mercure qui les alimente, a une tension trop courte et trop inconstante.

La multiplicité des courants que présentent la plupart de ces appareils est une vraie superfétation. Elle résulte d'association du gros fil avec le fil fin ; elle ne peut que dénaturer les propriétés particulières au courant inducteur et au courant induit. A ce titre donc, elle est une maladresse plutôt qu'un perfectionnement.

Les qualités essentielles, fondamentales des appareils volta-magnétiques se trouvent : 1° dans leurs moyens de graduation des courants ; 2° dans la régularisation des intermittences de leur interrupteur.

Les moyens de graduation sont : A la pile ; B le

tube en cuivre qui recouvre le fer doux central de la bobine, et que l'on peut nommer l'*atténuateur* ; C le vibrateur ou interrupteur.

(A) Jusqu'à présent, les piles n'avaient contribué à la graduation des appareils que par leur tension variable et plus ou moins constante. M. Grenet vient de réaliser l'heureuse idée de graduer la tension d'une pile, par l'immersion du zinc, graduée elle-même à la volonté du praticien. Sa pile, très-ingénieuse, n'a que le défaut d'être d'un prix trop élevé.

Pour notre compte, nous nous trouvons bien, jusqu'à présent, de l'emploi d'un simple couple de Bunsen : nous en varions le volume, ou nous doublons le couple, suivant la tension dont nous avons besoin.

Pour éviter les émanations de l'acide nitrique, nous le remplaçons, dans l'occasion, par le liquide de M. Grenet, composé de bichromate de potasse, d'eau et d'acide sulfurique.

(B) L'atténuateur n'est autre chose que le tube en cuivre qui recouvre, par une graduation facultative, le fer doux central, et dont M. Duchenne, de Boulogne, revendique l'invention. Ce tube est indispensable à tous les bons appareils.

(C) La plupart des appareils manquent d'un bon vibrateur ou régulateur des intermittences. Celui qui est en jeu dans les nôtres, offre un parcours de 100 à 600 vibrations par seconde. On sait quelle importance ces conditions ont dans la pratique. La force de tension des courants est proportionnée à la fréquence des vibrations.

Nous donnerons au dernier chapitre la description détaillée de notre appareil volta-magnétique.

Entre autres avantages , il offre au praticien celui de montrer tout à découvert dans son mécanisme, et d'être propre à faire comprendre la théorie des appareils électro-médicaux. On peut dire que ces notions restent, jusqu'à présent, trop ignorées des médecins.

CHAPITRE V.

MODE D'APPLICATION DES COURANTS ÉLECTRIQUES D'APRÈS NOTRE MÉTHODE.

Longtemps déjà, avant que nous eussions connaissance de la méthode Dropsy, la réflexion et l'expérience nous avaient convaincu de la nécessité de généraliser les courants dans beaucoup de cas.

Nous y voyions le moyen de nous abriter des accidents de répercussion dans le traitement de certaines affections telles que les rhumatismes et la goutte articulaires.

Plusieurs fois nous avions vu des névralgies s'aggraver sous l'influence des courants localisés, et guérir instantanément sous celle des courants généraux.

Ces observations nous avaient porté à adopter un système mixte que nous suivons encore aujourd'hui, dans beaucoup de cas : mais nous devons convenir que, tous les jours, nous avons tendance à donner plus de développement à l'idée de généralisation des courants.

Notre moyen de généralisation principal était le grand bain électrisé. Le corps du malade étant immergé dans une baignoire ordinaire, nous mettions l'eau en rapport avec l'un des pôles, le négatif, par le crochet destiné à servir de réophore dans ce cas, tandis que, à l'aide du cylindre, les mains du malade communiquaient avec l'autre pôle.

Bien que nous ayions obtenu des résultats fort satisfaisants par cette manière d'administrer le bain électrique, nous avons cru devoir le modifier par suite des considérations suivantes. Si l'on réfléchit à la manière dont les courants agissent dans ce cas, il est évident qu'ils doivent tendre à se recomposer au point où les avant-bras sortent de l'eau, puisque c'est là que se rencontrent, d'une part, le courant qui vient par les mains, et, d'autre part, celui qui est transmis par la masse liquide. Aujourd'hui, il nous semble beaucoup plus rationnel d'immerger les mains dans l'eau, avec le reste du corps, et de partager l'autre réophore en deux courants dérivés se rendant, l'un à la nuque, l'autre au sommet de la tête.

Comme moyen de généralisation plus simple et plus commode que le grand bain, nous avons aussi recours au procédé suivant. Nous plaçons les deux pieds du malade dans un bassin contenant de l'eau ; nous les mettons en rapport, à l'aide du crochet, avec le pôle négatif, qui fournit aussi une dérivation aux mains par le cylindre ; l'autre pôle se partage lui-même en deux dérivés qui vont l'un à la nuque, l'autre au creux de l'estomac.

Dans cet état, l'électrisation se trouve généralisée, et nous devons à cette méthode les plus beaux succès dans le traitement des névroses et surtout de la danse de Saint-Guy. Elle nous a également bien réussi dans les affections rhumatismales et goutteuses, qui affectent différents points de l'économie.

Dans les cas où les malades supportent mal l'immersion des pieds dans l'eau, notre grande plaque, destinée à la plante des pieds, nous fournit un réophore sec alors convenable.

En fait d'électrisations partielles, nous sommes peu partisan des courants dirigés de l'une des extrèmités thoracique ou pelvienne à l'extrèmité opposée. M. Dropsy considère ces courants comme excitants et propres à amener des syncopes. Nous sommes de son avis : mais nous pensons que ces inconvénients se rattachent plutôt à leur action transversale sur la moëlle épinière

qu'à des effets d'excitation. Ce qui est certain, c'est que
les courants dirigés sur le tronc, d'arrière en avant,
ou obliquement d'un côté à l'autre, peuvent avoir leur
utilité, et sont inoffensifs.

L'électrisation partielle, dans le sens longitudinal des
membres, nous semble, au contraire, devoir être con-
servée dans beaucoup de cas, surtout si l'on a le soin de
l'alterner avec une électrisation générale.

Ainsi, dans le traitement de la sciatique, que nous
prenons comme type d'affection localisée, dans le sens
de l'école actuelle, nous plaçons une plaque à la plante
du pied correspondant à la partie malade, et nous agissons, par l'autre pôle, à l'aide du frictionneur à manche sur les différents points où siége le mal, à partir de
la région lombaire. Nous évitons les courants à trop
forte tension, et nous prolongeons la séance jusqu'à
trois-quarts d'heure et une heure. Le lendemain, nous
donnons une électrisation généralisée, à courant doux,
et nous la prolongeons le même temps.

Dans les cas d'arthrites ou de toutes autres affections
locales, nous établissons, à l'aide des petites plaques,
un courant fixe, oblique ou transversal, à tension mo-
dérée, sur la partie malade, et nous donnons, de temps
en temps, une électrisation généralisée.

C'est surtout dans les paralysies que cette méthode
mixte nous paraît indispensable à suivre, et ce n'est
guère que pour les paralysies du mouvement que nous

réservons l'usage des tubes à éponges mouillées.

Par l'électrisation généralisée, à courants faibles, nous agissons alors sur le principe du mal en corrigeant les aberrations électriques de l'organisme : nous pouvons, en agissant ainsi, ne pas nous inquiéter de l'époque plus ou moins éloignée où la paralysie s'est produite. Nous sommes convaincu que, même dans les cas où elle reconnaît pour cause une lésion organique, on peut, sans danger, appliquer les courants généralisés, à tensions faibles et à pôles alternés.

En résumé, nous conservons de la doctrine de la localisation quelques-uns de ses principes, mais nous repoussons formellement celui des courants à forte tension. Sans doute on peut à leur aide obtenir des guérisons beaucoup plus promptes dans certains cas de rhumatismes ou de névralgies ; mais le praticien ne peut ambitionner ces guérisons merveilleuses qu'au risque de se compromettre lui-même et, avec lui, la science nouvelle.

Ceci bien établi, nous passerons à l'exposé de la méthode Dropsy ; nous consacrerons ensuite un chapitre aux observations les plus remarquables qui se sont produites dans notre pratique depuis deux ans. Nous y adjoindrons, pour renforcer leur valeur, d'autres observations publiées par des praticiens fort recommandables et dont il serait difficile de contester l'honorabilité.

CHAPITRE VI.

—

ÉLECTRISATION D'APRÈS LA MÉTHODE DROPSY.

———

Notre but n'est pas d'établir ici tous les détails d'application de cette méthode, que son auteur a étudiée et expérimentée pendant treize ans. Pour le lecteur qui désirerait en prendre une connaissance complète, nous ne pouvons faire mieux que rappeler l'indication du volume cité antérieurement, et qui a été publié en 1857. Nous nous contenterons de résumer ici les principes fondamentaux de cette méthode.

M. Dropsy applique, d'une part, l'un des pôles à quatre points correspondants aux centres nerveux, et qu'il nomme points cardinaux centraux. Ce sont : 1° le sommet de la tête ; 2° la région cervicale de la colonne vertébrale ; 3° la région lombaire de cette même partie ; 4° le centre épigastrique. C'est par des courants dérivés que le même pôle agit, à la fois , sur ces quatre points différents.

D'autre part, il met l'autre pôle en rapport , également par des courants dérivés, avec d'autres points qu'il nomme cardinaux périphériques. Ce sont : 1° les mains ; 2° les pieds.

Cela posé, voici les propositions qu'il formule et qui forment la base de sa méthode.

Dans l'état électrique normal ou physiologique, les courants artificiels développent leur action, eu égard au degré de la sensation qu'ils produisent et au temps de la perception, dans l'ordre suivant :

       1° Le sommet de la tête ;

       2° La région cervicale ;

       3° La région lombaire ;

       4° Le centre épigastrique ;

       5° Les mains ;

       6° Les pieds.

Quand cet ordre existe, l'équilibre électrique est normal et complet. Mais cet équilibre physiologique ne se rencontre guère, de prime abord, chez les différents sujets, quel que soit l'état de santé dont ils semblent jouir. Il ne s'observe, le plus souvent, qu'à la suite d'un traitement électrique qui a abouti à une guérison complète.

Dans l'état pathologique, la formule que nous venons d'établir et que M. Dropsy nomme quantitative, ne manque pas de présenter des aberrations plus ou moins tranchées. Ainsi , le sommet de la tête peut ne pas se trouver en première ligne quant à la force de sensation et au temps de la perception du courant artificiel, et l'on verra quelquefois les mains , les pieds , ou tout autre point, occuper le premier rang.

Au fur et à mesure que, par l'effet de courants artificiels, la formule fondamentale tend à se réaliser, la santé elle-même revient, et le malade marche à la guérison.

Quand les épreuves font constater une persistance ou une aggravation des aberrations, il ne faut pas s'entêter à poursuivre une chimère : le mieux, alors , est de renoncer au traitement électrique.

L'épreuve quantitative, telle que nous l'avons formulée, est celle qui mène au résultat thérapeutique désirable : on peut dire qu'elle est toute pratique, et, en la suivant, le médecin constate, à chaque séance, la puissance du moyen de traitement qu'il met en cause.

Il est un autre ordre d'épreuve que l'auteur nomme qualitative : celle-ci peut être négligée, quant au résultat thérapeutique qu'il s'agit d'obtenir; mais elle sert à éclairer le praticien sur la marche de la maladie et sur les progrès de la guérison.

Cette épreuve est partielle et ne s'exerce que sur deux points qui deviennent alors termes de comparaison. Elle est en quelque sorte l'analyse des résultats produits par l'épreuve quantitative ou synthétique.

Supposons que, dans le cours d'un traitement, le praticien veuille s'éclairer par cette épreuve : il faut, s'il opère, par exemple, sur le sommet de la tête et sur l'épigastre, que le degré de perceptibilité du courant artificiel, par ces deux points, soit dans la proportion :: 4 : 3 pour arriver à l'état normal. Si c'est entre la région cervicale et la région lombaire, la proportion sera :: 3 : 2 ; entre la région cervicale et les mains :: 5 : 2 ; et ainsi du reste.

Tant que ces proportions ne se constatent pas, le traitement doit être suivi, lors même que la guérison serait apparente.

M. Dropsy a reconnu que, dans certains cas, il était nécessaire, pour établir une épreuve quantitative complète, de mettre en cause d'autres points de l'économie dont il détermine aussi le degré de sensibilité physiologique. Ce sont, pour la tête, les points correspondants aux trois branches du nerf trijumeau et au nerf facial, savoir : les régions sus et sous-orbitaires, les régions mentonnière et retro-auriculaire.

Enfin, il institue une épreuve spéciale pour les sujets du sexe féminin : chez eux, il agit sur les mamelles, en raison des sympathies qui existent entre ces organes et la matrice.

Il y a dans toutes ces épreuves deux combinaisons. Dans l'une, le courant négatif et ses dérivés sont appliqués aux centres, et le courant positif aux extrémités. Dans l'autre, l'inverse a lieu ; le pôle positif correspond aux centres, et le négatif aux extrémités. C'est un point de doctrine, pour M. Dropsy, d'alterner les pôles à chaque séance : il est la conséquence de ses idées sur les aberrations de la polarité électrique dans l'état de maladie.

La force du courant électrique doit être réglée d'après la sensibilité du malade et des parties du corps sur lesquelles on opère. Elle doit être très-modérée dans l'examen des points de la tête, particulièrement des régions sus-orbitaires, qui sont très-sensibles.

Dans tous les cas, l'électricité doit produire un effet distinct, tel que sensation de chaleur, fourmillement, picotement; mais elle ne doit point occasionner de douleur.

L'application de l'électricité, d'après cette méthode, n'irrite aucunement les malades : loin de là, elle peut jouer le rôle d'un calmant, et être mise en usage, même chez les sujets les plus nerveux. Il arrive souvent, dit M. Dropsy, que des personnes, en proie à une excitation nerveuse des plus vives avant l'application de l'électricité, s'endorment pendant la séance.

Pour donner une idée complète de la doctrine de la généralisation telle que la conçoit le médecin russe, nous reproduirons ici, dans tous ses détails et malgré sa longueur, une des observations qu'il publié dans son livre.

EXEMPLE

D'UNE GUÉRISON RÉALISÉE PAR L'APPLICATION MAGNÉTO-
ÉLECTRIQUE, CHEZ MADEMOISELLE S...

Mademoiselle S..., âgée de dix-neuf ans, fortement constituée, a toujours été bien portante ; cependant elle ressent des douleurs au sommet de la tête et dans la région de la rate, qui se manifestent périodiquement depuis trois ans.

Toutes les fonctions de l'organisme ont été jusqu'alors normales, sauf le sommeil. Il y avait des insomnies presque continuelles, qui étaient probablement causées par des occupations intellectuelles exagérées et peut-être aussi par une cause morale qu'il me faut passer sous silence.

Son éducation, qui dépassait les bornes d'une instruction féminine, a posé la base à une surexcitation nerveuse qui caractérise ses habitudes. Elle parle couramment les langues polonaise, russe, française, allemande, italienne, et a même quelques notions de la langue latine et grecque : le dessin, la peinture, la musique ne lui sont nullement étrangers.

Les douleurs de la tête et du côté gauche (hypochondre) ont présenté, il y a trois mois, une intensité inconnue jusqu'alors. Un chagrin en était la cause. Ces douleurs étaient accompagnées d'une insomnie presque complète.

La malade, sous l'influence d'une imagination exagérée, dort à peine deux ou trois heures pendant la nuit.

Des accès nerveux très-graves n'ont pas manqué de se développer ensuite.

Ces accès, qui ont lieu une, deux et même plusieurs fois par jour et même pendant la nuit, et qui durent une et même plusieurs heures, sont accompagnés d'une absence d'esprit totale.

La malade, douée alors d'une force musculaire immense, lance les extrémités et même le corps dans toutes les directions possibles, avec une tendance particulière à se frapper à la tête, à la poitrine et à s'arracher les cheveux.

Ces mouvements ne peuvent être réprimés par le concours de trois ou de quatre personnes.

Les yeux sont alors fermés, la pupille un peu dilatée et insensible à la lumière; la bouche est fermée, les dents serrées avec force; une rougeur prononcée du visage, et la chaleur de la tête supposent des congestions vers l'encéphale.

L'accès fini, ce qui se fait tout d'un coup, la malade ressent un grand affaiblissement, un mal de tête et une douleur atroce dans la région de la rate.

Quelques semaines après l'apparition des accès, une douleur vive et profonde sous le sternum s'est déclarée et a été accompagnée d'une toux périodique fatigante avec un crachement de sang pur et rouge. L'hémoptysie se répète plusieurs fois dans la journée ; elle est copieuse, d'une once de sang à peu près à la fois.

Il y a manque complet d'appétit ; le pouls, de 86 à 90, est plein, fort, régulier.

Mademoiselle S..., traitée convenablement par des médecins habiles, n'a ressenti aucun soulagement notable ; la maladie empirait de jour en jour.

C'est alors que j'ai entrepris une cure magnéto-électrique, malgré l'opposition de mes collègues qui, influencés par l'idée préconçue, trouvaient dans l'hémoptysie et dans la surexcitation du système nerveux chez une personne robuste, pléthorique et âgée de dix-neuf ans, une contre-indication pour l'usage de l'électricité.

Je ne pouvais aussi que partager cette opinion, quant à l'usage ordinaire de cette force.

Les circonstances n'étaient non plus nullement propices à la cure d'une personne qui était constamment opprimée par une affection morale impossible à éloigner.

Application. — J'ai appliqué chez cette malade l'appareil magnéto-électrique, construit par le mécanicien Spitra, sous la direction et d'après l'idée du docteur Petrina, professeur à l'Université de Prague.

J'ai mis en rapport le pôle négatif de l'appareil avec le sommet de la tête et le creux de l'estomac, et le pôle positif avec les extrémités, et *vice versâ*.

Observations. — La guérison a été réalisée dans trente et une séances, d'une heure chacune.

Les épreuves n⁰ˢ 10, 11, 12, 13 (1), présentent toutes
les fluctuations de l'équilibre électrique durant la cure.

Les épreuves instituées avant chaque séance nous
démontrent les résultats de chaque application antérieure.

Ces résultats ne sont pas toujours satisfaisants. Il y a
parfois une détérioration notable par rapport à l'épreuve
précédente.

Chaque détérioration n'est nullement le fait du hasard ;
elle a toujours été le résultat d'une cause nuisible pal-
pable.

La détérioration dans la quatrième séance a été produite par une peur subite.

La détérioration qui a eu lieu dans la treizième
séance a été occasionnée par un refroidissement.

La détérioration dans la seizième séance a été influencée par un chagrin.

La même cause a produit la détérioration dans les
dix-neuvième et vingtième séances.

Les épreuves n⁰ˢ 10 et 11 démontrent que l'équilibre
électrique s'est rétabli en commençant par les extrémités
inférieures. Ce sont ensuite les extrémités supérieures
qui ont été normalisées.

L'équilibre des centres ne s'est réalisé qu'à la fin.

Les épreuves qualitatives n⁰ˢ 10 et 11 ont été exécu-
tées pendant quatorze séances. Je n'ai pas examiné les
mains et les pieds séparément dans ces épreuves ; mais
après les avoir normalisées, j'ai institué des épreuves

____

(1) M. Dropsy donne, dans son livre, les tableaux de ces épreuves.

partielles de chaque main et de chaque pied séparément.

Les épreuves n° 12, pendant neuf séances, démontrent ces examens partiels.

Après avoir réalisé dans ces dernières épreuves l'équilibre électrique, c'est-à-dire après avoir normalisé l'épreuve qualitative ordinaire, sans que la santé de la malade fût tout-à-fait rétablie, j'ai institué des épreuves avec les points de la tête, où j'ai trouvé des anomalies.

Après avoir normalisé l'équilibre de ces points sans avoir malgré cela obtenu une santé parfaite, car il y avait toujours des douleurs, quoique insignifiantes, dans la région de la rate, j'ai encore eu recours aux épreuves avec les mamelles. J'y ai aussi trouvé des aberrations que j'ai finalement supprimées, comme l'épreuve de la séance 27 l'indique.

Quant à la santé de notre malade, voici les résultats qui ont suivi l'application magnéto-électrique :

1re *séance.* — Après la première application, la malade s'est trouvée un peu mieux par rapport à son humeur et à l'accès, qui n'a duré qu'une demi-heure, et dont les symptômes n'ont pas été si graves.

2° *séance.* — La malade a éprouvé le lendemain un mal de tête général, qui a duré toute la journée, et qui a été atroce pendant les trois dernières heures. Depuis ce temps, le mal de tête habituel n'a reparu qu'un mois plus tard, c'est-à-dire après la quinzième application, à la suite d'un chagrin.

La douleur de la poitrine et la toux ont aussi diminué.

Le crachement de sang ne se manifeste qu'une ou deux fois par jour et a sensiblement diminué par rapport à la quantité ; le sommeil est meilleur.

Il n'y a pas eu d'accès !

La douleur du côté gauche persiste ; l'appétit est toujours mauvais. Pouls, 86.

3ᵉ *séance*. — Il y a eu une amélioration totale ; point d'accès ni de mal de tête ; les douleurs de la poitrine et du côté gauche, la toux et le crachement de sang, ont beaucoup diminué ; l'appétit et le sommeil ont été meilleurs, et la malade n'est pas si affaiblie. Pouls, 80.

Un symptôme singulier s'est aussi déclaré. Des taches bleues de la grandeur de la paume de la main ont apparu sur toute la surface du corps, excepté au visage.

Le lendemain, après cette dernière application, la maladie s'est de nouveau aggravée à la suite d'une peur causée à la vue inopinée d'un messager envoyé par le père de la malade. Mademoiselle S... s'est alors imaginée que c'était une mauvaise nouvelle touchant l'état de santé de son père.

La malade a tout de suite gagné un peu de fièvre et déliré pendant la nuit ; la douleur de la poitrine et du côté s'est augmentée ; le matin, avant l'application suivante, les pieds ont été un peu enflés jusqu'aux genoux, et le pouls, qui était assez faible, a donné 62 battements. Il n'y a pas eu cependant d'accès.

4° séance. — La santé de la malade s'est sensiblement améliorée après la quatrième application ; le crachement de sang a cessé ; le sommeil est meilleur ; les forces ont augmenté ; le pouls, 80. Point d'accès.

La malade a eu des douleurs à la colonne vertébrale et aux dents. C'est pour la première fois de sa vie que la malade a eu une odontalgie.

5° séance. — La toux a beaucoup diminué après la cinquième application ; le crachement de sang n'a eu lieu qu'une fois et dans une petite quantité ; la malade a eu des douleurs à la région épigastrique et à la gorge pendant toute la journée ; le pouls, 80. Point d'accès.

6° séance. — Amélioration graduelle ; il n'y a plus de céphalalgie ; les douleurs de la poitrine, du côté et la toux ont beaucoup diminué ; il n'y a pas eu d'hémoptysie ; l'appétit et le sommeil s'améliorent de jour en jour.

Une éruption confluente sous la forme de petits boutons, accompagnée d'une démangeaison, s'est déclarée du côté gauche et postérieur du thorax ; pouls, 80. Point d'accès.

7° séance. — Tous les symptômes morbides diminuent à vue d'œil ; le sommeil est parfait ; l'appétit est bon ; l'humeur n'est plus chagrine ; les accès nerveux ne se manifestent plus ; l'éruption de la peau a disparu sans laisser de traces après la septième application. Pouls, 82.

8° séance. — Point de changement après la huitième application.

9° *séance.* — L'amélioration persiste ; les douleurs de la poitrine et du côté, ainsi que la toux, ne sont qu'insignifiantes.

10° *séance.* — La malade se porte bien, sauf un malaise à la poitrine et au côté. Ce malaise est périodique.

11° *séance.* — Rien de notable, excepté l'apparition des règles qui, malgré l'application de l'électricité, ont eu un cours normal. Pouls, 80.

12° *séance.* — La malade se porte bien ; la fonction périodique a cessé. L'épreuve de cette séance montre un équilibre parfait.

La malade s'est refroidie le lendemain après s'être exposée à un vent violent et à une pluie abondante. A la suite de ce manque de précaution, la toux, qui avait totalement cessé, a reparu, et l'épreuve électrique suivante n'est plus normale.

13° *séance.* — La toux a cessé après la treizième application et a été remplacée par une diarrhée critique qui se répétait cinq, six fois par jour. Elle était abondante, sans douleurs, et a duré jusqu'au surlendemain. La santé et l'équilibre électrique ont été rétablis.

14° *séance.* — Mademoiselle S... était tout à fait bien portante après la quatorzième application.

15° *séance.* — La quinzième épreuve, plus complète que les épreuves précédentes, a démontré un équilibre parfait, et Mademoiselle S... se portait bien.

Une nouvelle cause plus grave que les précédentes a encore ébranlé la santé de la malade. C'était un chagrin de grande importance.

Un accès nerveux, des douleurs aux hypochondres, surtout du côté gauche, à la poitrine et au sommet de la tête, une toux avec un crachement de sang, se sont déclarés.

La diarrhée, qui était sans aucun doute critique, s'est arrêtée.

L'épreuve de la 16e séance démontre aussi que l'équilibre électrique de l'organisme est détérioré.

Les épreuves électriques depuis la seizième jusqu'à la vingt-troisième séance montrent des fluctuations continuelles de pis et de mieux, qui étaient aussi accompagnées d'un état de santé analogue.

Le chagrin, qui durait pendant ce laps de temps, influait visiblement sur la santé de Mademoiselle S... et sur les épreuves électriques. Le degré de détérioration de l'épreuve correspondait exactement avec l'intensité du chagrin et avec le degré de la maladie.

23e séance. — La santé de la malade a été rétablie après la vingt-deuxième application. Cependant une douleur au côté gauche est restée, malgré le rétablissement de l'équilibre à la vingt-troisième séance.

24e séance. — Après avoir réalisé un équilibre parfait entre les points cardinaux, je n'ai cessé d'appliquer l'électricité d'après la même méthode, à cause de la douleur du côté.

J'ai institué avec les points de la tête une épreuve électrique qualitative, où j'ai trouvé des anomalies.

25e séance. — L'épreuve que j'ai instituée avant

l'application a montré un équilibre parfait entre les points cardinaux et les points de la tête , et comme la douleur à l'hypochondre persistait, j'ai continué l'usage de l'électricité et j'ai fait une épreuve avec les mamelles, où j'ai aussi rencontré des anomalies.

26e *séance*. — La douleur du côté n'a pas diminué; la malade se porte du reste parfaitement bien ; l'épreuve électrique, excepté une seule anomalie dans les mamelles, est tout à fait normale.

27e *séance*. — La douleur est toujours la même, malgré le rétablissement complet de l'équilibre électrique entre les points cardinaux, les points de la tête et les mamelles.

28e *séance*. — Après avoir rétabli l'équilibre électrique dans toutes les épreuves qualitatives, j'ai eu recours aux épreuves quantitatives.

J'ai appliqué, comme toujours, un pôle au sommet de la tête et au creux de l'estomac, et l'autre aux extrémités.

29e *séance*. — La douleur du côté a diminué; la malade se porte du reste parfaitement bien.

Il y a une amélioration évidente dans cette épreuve électrique. Le creux de l'estomac a perdu l'excès de sensibilité qu'il avait dans l'épreuve précédente.

30e *séance*. — La douleur du côté a été insignifiante.

31e *séance*. — La douleur a complétement disparu après la dernière application. Mademoiselle S... se porte à merveille.

J'ai eu l'occasion de voir Mademoiselle S... deux ans plus tard. Elle était parfaitement bien portante. Sa santé n'a été troublée d'aucune manière pendant ces deux années.

Les sensations de la malade pendant les applications n'ont été que locales et n'ont différé que par rapport à la force de la vibration qui se déclare ordinairement pendant l'application magnéto-électrique.

La cure magnéto-électrique de Mademoiselle S... est intéressante sous plusieurs rapports.

Elle démontre l'influence et la prépondérance du moral sur le physique. Le refroidissement, qui est ordinairement la cause de la plupart des maladies, n'a pas été si fâcheux pour la malade que le chagrin. Cependant il a été grave. La malade, après une promenade à pied d'une lieue, très-fatiguée et en transpiration, habillée légèrement, a été entièrement mouillée par une forte pluie mêlée de grêle, et a été obligée de retourner chez elle dans cet état, exposée à un vent violent et froid.

Une seule application magnéto-électrique a rétabli l'équilibre détruit par le refroidissement, tandis que sept applications de cette force ont été nécessaires pour normaliser l'équilibre détruit par une cause morale, par un chagrin.

La cure électrique, malgré beaucoup d'obstacles, a été évidemment couronnée d'un résultat favorable, et la santé de Mademoiselle S... n'a pas été troublée pendant deux ans par le chagrin qui l'opprimait. La cure, après avoir rétabli l'équilibre électrique, a sans aucun doute relevé le moral de Mademoiselle S... et l'a mise à même de pouvoir supporter les adversités du sort.

C'est ce qu'elle m'a aussi déclaré à notre entrevue.

Les résultats des épreuves électriques, comme nous l'avons vu pendant cette cure, ne sont nullement le produit du hasard, et ils ont sans contredit une portée inconnue jusqu'à présent pour le médecin.

Les épreuves lui rendent le meilleur compte de l'état de la maladie et des progrès de la cure.

La cure de Mademoiselle S... constate en outre la possibilité d'appliquer l'électricité chez des personnes pléthoriques sujettes aux congestions sanguines et même aux hémorrhagies. Elle nous a aussi démontré que la fonction périodique des femmes permet l'usage de l'électricité.

Cette cure est aussi remarquable à l'égard des crises (céphalalgie, taches bleues particulières, éruption cutanée, diarrhée).

Cet exemple est enfin une preuve évidente que le genre d'application de l'électricité pratiquée chez Mademoiselle S..., ainsi que chez les malades précédents, est en état de rétablir l'équilibre électrique entre les centres; entre les centres et les extrémités; entre les centres et les points de la tête; entre les centres et les mamelles; entre les points périphériques doubles; et de normaliser finalement les épreuves quantitatives.

CHAPITRE VII.

—

PUISSANCE DE L'ÉLECTRICITÉ COMME MOYEN THÉRAPEUTIQUE.

« Il serait temps, dit M. Dropsy, de se défaire, une fois pour toutes, d'un préjugé trop accrédité, qui attribue à l'électricité une efficacité instantanée, presque miraculeuse. »

Oui, M. Dropsy a raison : ce préjugé existe, et quelques médecins ont le tort de l'entretenir par malveillance, sans doute, contre une science que, jusqu'à présent, ils n'ont voulu ni étudier, ni expérimenter.

Qu'un cas de maladie, rebelle depuis des années à toutes les ressources de la médecine ordinaire, se présente à l'électro-thérapie, on se hâte, après trois ou quatre essais, de conclure à son impuissance, égale à celle des autres moyens. C'est ainsi que l'on voit des personnes, affectées de surdité ou de paralysie, depuis dix, quinze, et quelquefois vingt ans, se retirer après

trois ou quatre séances, déclarant l'impuissance de l'é-
lectricité contre leur état.

Pour notre compte, nous avons, depuis longtemps
déjà, pris le parti de ne plus entreprendre le traitement
d'affection de ce genre, si les malades ne nous assurent
au moins trois mois de patience pour essai du traitement électrique. Et, pour leur prouver que nous ne
sommes, en aucune manière, inspiré par des idées de
lucre ou de profit, nous les mettons à même de se traiter eux-mêmes.

« Il ne faut pas, dit encore M. Dropsy, exagérer les
succès des cures électriques, et, pour ne pas être ac-
cusé de cette tendance, je déclare que, quant à présent, je n'envisage nullement l'électricité comme un re-
mède universel, qui puisse être appliqué avec succès
dans toutes les maladies possibles. Mais je ne partage
pas non plus l'opinion des médecins qui ont voulu trop
en restreindre les applications. Leur opinion peut, du
reste, être parfaitement expliquée et même basée sur
l'expérience dans tous les cas où ces médecins ont appliqué l'électricité localement, ou avec trop de vigueur;
où ils ont eu recours à un appareil qui, n'ayant pas
subi le contrôle d'une épreuve chimique (la plus sûre
de toutes), n'a pas des pôles distincts; s'ils ont appliqué un pôle d'un côté et l'autre pôle de l'autre côté de
la ligne médiane du corps, ce qui arrive le plus souvent par rapport aux extrémités, etc. »

Ici encore, nous ne pouvons que partager, en tous points, l'opinion du médecin allemand.

Ceux qui ont lu le livre de M. A. Becquerel savent combien ce médecin cherche à restreindre les applications de l'électricité. Aux yeux de ce savant, tous les praticiens qui ont publié leurs succès étaient ou des charlatans, ou des gens à illusions, pour ne pas dire plus. M. Becquerel nie tout, excepté cependant ses succès personnels dans le traitement des névralgies par les courants à très-forte tension.

On peut voir, dans le livre de M. Dropsy, à combien de maladies de genres différents il applique le traitement électrique. Nous rapporterons plus loin quelques-uns des nombreux cas de guérisons qui ont été publiés par divers praticiens français dans le traitement d'affections fort variées.

Il ne faut rien moins que cet entourage de noms recommandables pour nous encourager à publier quelques observations remarquables et qui nous sont personnelles. Ces observations pourront rencontrer de l'incrédulité près de certains satisfaits qui trouvent plus simple de nier les faits que de les contrôler. Elles n'en conserveront pas moins leur valeur et leur portée.

CHAPITRE VIII.

—

PARALYSIES DU MOUVEMENT.

HÉMIPLÉGIES. PARAPLÉGIES. APHONIES. INCONTINENCE
ET RÉTENTION D'URINE.

Tous les auteurs qui ont écrit sur ces affections, s'accordent à établir une distinction capitale, quant au pronostic, entre les paralysies de nature nerveuse ou rhumatismale, entre celles qui reconnaissent une cause traumatique, c'est-à-dire la lésion d'un nerf par une cause extérieure, et entre celles, enfin, qui ont leur point de départ dans une lésion organique des centres nerveux.

Les paralysies de nature nerveuse ou rhumatismale sont susceptibles de guérir vite sous l'influence de moyens thérapeutiques fort divers. L'électricité est encore celui qui en triomphe le plus facilement : ce fait est admis par M. A. Becquerel lui-même. On peut voir dans le

savant ouvrage de M. Duchenne, de Boulogne, les succès
qu'il a obtenus dans le traitement d'affections de ce
genre. Mieux que tout autre, cet habile praticien devait
tirer un brillant parti de ses relations journalières avec
les chefs de service des hôpitaux de Paris.

Les applications du traitement électrique, que M.
Duchenne a faites aussi aux paralysies de cause traumatique, sont propres à démontrer la grande importance
de ce nouveau moyen thérapeutique. Nous pourrions
nous-mêmes rapporter quelques observations remarquables de guérisons de ce genre d'affections par l'électricité : il en est une qui nous semble préférable à toutes
les autres, attendu qu'elle nous met complétement hors
de cause. Cette observation a été recueillie par M. B....,
ancien notaire, résidant en la commune d'Haroué, près
Lunéville. L'année dernière, M. B.... s'était confié à
nos soins, pour des douleurs qu'il éprouvait, depuis
longtemps, dans les régions lombaires et coxo-fémorales.
Il se trouva si bien de notre traitement électrique qu'il
voulut avoir un appareil volta-magnétique pour en
continuer lui-même les applications. Voici ce qu'il nous
écrivait à la date du 16 août dernier :

« J'ai traité, avec l'agrément du médecin de notre
» localité, une pauvre jeune fille, nommée Anne Husse-
» net, qui, présumant trop de ses forces, avait eu le bras
» tordu par le poids d'un merlin avec lequel elle vou-
» lait fendre du bois. Le bras et les doigts de la main
» droite avaient été paralysés et inertes; elle ne pouvait

» plus s'en servir. Le médecin de l'hospice de Nancy,
» où elle était, l'avait traitée, ainsi que M. le docteur
» R....., fort bon médecin d'Haroué, sans avoir pu
» améliorer sa position : elle était restée estropiée.

» Dès la première séance, elle a remué les doigts :
» une douleur assez aiguë qu'elle ressentait dans le bras,
» près de l'épaule, avait cessé, et au bout de dix séances
» d'une heure chacune, elle a cessé de venir ; elle était
» guérie et se servait de son bras comme auparavant.

» Ainsi, on peut présumer, que des cas de maladies
» pour la guérison desquelles le traitement médical or-
» dinaire ne peut rien, peuvent être traités avec succès
» par l'électricité. »

On trouve, consigné dans la *Revue de l'Electricité
médicale* (avril 1857) un cas fort remarquable de guérison de *paralysie de la rétine*, occasionné par une
brûlure de la région frontale. Cette observation a été
publiée par M. Guitard, professeur à l'Ecole de médecine
de Toulouse et auteur d'une histoire de l'électricité médicale, justement estimée.

Cette affection a été observée sur une jeune fille de
10 ans.

L'accident qui l'avait occasionnée remontait à l'âge
de 9 mois.

L'enfant avait été examiné d'abord par M. Atoch,
médecin du dispensaire de Toulouse. Ce praticien avait
reconnu une paralysie de la rétine, et adressé la malade à
M. Guitard pour qu'il la soumît au traitement électrique.

Etat de la malade constaté par M. Guitard. La pupille droite est grandement dilatée et insensible à la lumière. Du côté interne et à la partie supérieure de l'iris, on remarque une ombre, à forme de croissant, dont la concavité est tournée vers la pupille et la convexité vers la cornée. La vision est complétement abolie, ce que démontrent diverses expériences faites pour le constater.

Dès les deux premières séances, on remarque une amélioration : les deux pupilles présentent une dilatation égale; l'ombre, à forme de croissant, n'est plus aussi visible; il y a déjà des indices du rétablissement de la vision. A la quatrième séance, l'amélioration continue; l'œil malade distingue toutes les couleurs. Après la huitième séance, la faculté visuelle est complétement revenue, et la malade se retire complétement guérie.

Quant aux paralysies qui reconnaissent pour cause une lésion organique des centres nerveux, si M. Duchenne, de Boulogne, s'est trouvé dans le cas d'en traiter aussi plusieurs avec succès; si ces succès se sont étendus même aux paralysies dépendantes d'affections organiques de la moëlle épinière, M. A. Becquerel, de son côté, affirme que l'électricité ne peut rien contre elles. En ce point, M. Becquerel nous semble abuser encore de son imposante autorité.

Nous avons, dans une publication antérieure (1), rapporté avec détail une observation de paraplégie, de cause organique, que nous avons traitée avec succès en 1858. Non seulement, l'amélioration que le sujet de cette observation avait obtenue pendant les six premiers mois, s'est maintenue, mais encore elle s'est continuée. Ce qui prouve mieux que toute autre raison la valeur du résultat procuré, dans ce cas, par le traitement électrique, c'est que le malade, pauvre tailleur d'un village voisin de notre ville, n'a pas hésité à faire la dépense d'un appareil pour continuer à se traiter lui-même.

L'année dernière, j'ai eu à traiter un cas de paraplégie fort remarquable par sa nature et par le résultat inespéré que le traitement électrique a procuré. En voici l'observation succincte :

M. Laurent, de Laheyville, département de la Meuse, m'avait été annoncé comme goutteux. A son arrivée, j'eus à constater une paralysie incomplète des membres inférieurs, dépendante d'une compression de la moëlle épinière par une affection des os de la colonne vertébrale; une gibbosité bien manifeste existait à la région lombaire de cette partie. M. Laurent portait aussi à la partie interne et inférieure de l'avant-bras une ouverture fistuleuse dépendante d'une carie

____

(1) *De l'électrisation appliquée au traitement des maladies chroniques.* Commercy, février 1859.

du cubitus. Il avait passé vainement une saison aux eaux de Plombières, et avait suivi, sans succès, un traitement, par les bains de vapeur aromatique, à l'établissement de Dieulouard.

Je n'hésitai pas à déclarer, quand M. Laurent me fut présenté, que l'électricité ne pourrait rien contre sa maladie, et je l'engageai à retourner tout de suite dans son pays. Mais son beau-frère insista pour que je fisse un essai de quelques séances, et j'y acquiesçai.

Au bout de huit jours, M. Laurent allait beaucoup mieux, à mon grand étonnement. Ses intérêts le rappelant chez lui, il partit avec l'intention de revenir un mois après. Il dut, dans cet intervalle, faire usage d'huile de foie de morue, de tisanes amères, houblon, feuilles de noyer, et de frictions sur les reins avec le baume opodeldoch.

Le mois écoulé, l'amélioration continuait : M. Laurent vint reprendre encore huit séances dont le résultat fut des plus satisfaisants. Il repartit, se promettant de revenir au mois de septembre.

Novembre arrivé, je n'avais aucune nouvelle de ce malade, je le croyais retombé et découragé. Mais, à cette époque, M. le curé de Saint-Baussant, village voisin de Laheyville, m'assura que M. Laurent était guéri, qu'il travaillait aux champs, et qu'il avait repris son état de charron, auquel il avait renoncé depuis trois ans, c'est-à-dire depuis le début de sa maladie.

Six mois après, au mois de mai, un parent de M. Laurent, résidant à Pont-à-Mousson, m'assura aussi qu'il avait vu ce malade la semaine précédente, et que sa guérison se confirmait.

Nous ne pouvons reproduire ici, avec détail, les cas de guérisons de paralysies, obtenues par d'autres praticiens que nous. On peut en voir de nombreux exemples dans le livre de M. Duchenne qui, en outre des affections déjà indiquées, a traité avec succès des paralysies des muscles du larynx (aphonie) et des paralysies de la couche musculeuse de la vessie (incontinence et rétention d'urine). Nous nous contenterons de résumer les observations suivantes, renvoyant le lecteur à la *Revue de l'Électricité médicale*, années 1857 et 1858, où elles ont été consignées.

M. le docteur Guitard a publié :

1° Un cas de guérison de paralysie du bras gauche, suite d'une hémiplégie datant de huit mois ; guérison au bout de deux mois.

2° Un cas de paralysie des écrivains, dont voici le résumé :

M. D., âgé de 40 ans, employé à un bureau de poste, était depuis longtemps tracassé de vagues douleurs musculaires ; il éprouvait de la difficulté pour écrire. La gêne se faisait sentir principalement dans l'indicateur et le pouce de la main droite : il y avait pesanteur, faiblesse, désobéissance à la volonté, surtout pour le mouvement de flexion. Les variations atmosphériques, les impressions morales, aggravaient cet état du malade, qui avait suivi plusieurs traitements sans aucun amendement.

Après quatre séances, le résultat fut tel que le malade se considéra comme complétement guéri.

3° Un cas de paralysie du membre pelvien droit, chez un enfant de 15 mois.

Cette affection était survenue sans cause appréciable : la constitution de l'enfant était bonne.

Il y avait paralysie complète du membre avec altération de la sensibilité : le malade ne pouvait ni marcher, ni se baisser, ni se tenir debout.

Après dix séances, il y avait un mieux déjà sensible, l'enfant se tenait debout et appuyait parfaitement le membre paralysé. Il y eut alors un mois d'interruption dans le traitement.

A la reprise, le mieux persistait. Après deux séances, l'enfant se tenait sur ses jambes et faisait quelques pas.

Enfin, après la 20e séance, les parents considérèrent le petit malade comme guéri, et crurent devoir cesser le traitement.

M. le docteur Desparquets, rédacteur de la *Revue de l'Electricité*, a publié lui-même (janvier 1857) un cas fort remarquable de guérison d'incontinence d'urine.

Cette affection datait de l'enfance, et s'observait sur un jeune homme de 17 ans. Elle avait résisté à toutes les médications usitées en pareil cas, même aux moyens mécaniques.

Au bout d'une semaine d'électrisation, il y avait déjà du mieux ; quinze jours plus tard , l'incontinence d'urine avait complétement cessé , et ne s'est pas reproduite.

Quoi qu'en pense M. A. Becquerel, l'impuissance des moyens ordinaires de la thérapeutique contre les paralysies de cause organique, n'est pas toujours partagée par l'électricité. Là où nous avions vu tout échouer, sangsues, ventouses, vésicatoires et cautères multiples, bains de toutes sortes , strychnine , seigle ergoté, rhus radicans, etc., nous avons vu l'électricité réussir.

Sans doute, il est des cas de paralysie où elle reste impuissante à rétablir la motilité , diminuée ou abolie. Mais, dans ces cas encore , elle est souvent puissante à dissiper les douleurs vagues et erratiques qui tourmentent les malades , à combattre l'insomnie et à éloigner de nouveaux accidents.

CHAPITRE IX.

PARALYSIES DU SENTIMENT.

ANESTHÉSIES. SURDITÉS NERVEUSES.

Nous avons publié, il y a bientôt deux ans, la guérison d'un cas d'anesthésie rhumatismale, ayant son siége
à la région radiale de la main gauche. Cette guérison,
obtenue en sept ou huit séances, s'est maintenue depuis.

La Revue de l'Electricité a reproduit , d'après la
Gazette des Hôpitaux, l'observation suivante :
*Paralysie locale de la peau du menton, survenue
après l'avulsion d'une dent molaire.* Il s'agit d'une
femme placée dans le service de M. Piorry , et àgée de
50 ans. Elle présente l'insensibilité la plus complète au
tact, à la chaleur et à la douleur, dans la partie droite
des téguments du menton, dans la membrane interne

des lèvres , dans les dents incisives , canines, petites molaires, et dans les gencives correspondantes.

Cet état s'était déclaré après l'avulsion d'une des secondes molaires inférieures : il tenait à la lésion du nerf mentonnier.

La maladie avait résisté aux anti-phlogistiques et aux frictions avec la teinture d'iode, lorsque M. Piorry pria le docteur Duchenne, de Boulogne, de vouloir bien la traiter par les courants d'induction.

La guérison fut prompte et radicale.

Surdités nerveuses. Avant d'entreprendre la guérison de la surdité , dit M. Van Holsbeek (1) , il faut de toute nécessité en reconnaître la cause, ce qui est toujours difficile et souvent impossible.

Suivant cet auteur, — et notre expérience personnelle appuie son sentiment, — l'électricité constitue pour les maladies auriculaires , non seulement un agent thérapeutique héroïque , mais elle est encore un moyen de diagnostic et de pronostic des plus précieux. En effet , l'électricité seule nous fait connaître le véritable état des nerfs de l'intérieur de l'oreille , et seule elle nous révèle souvent la curabilité ou l'incurabilité de la surdité.

La sensation de picotement , perçue par le sourd , à la pointe et au bord de la langue , sous l'influence du

(1) *Compendium d'électricité médicale,* par le docteur Henri van **Holsbeek.**

courant électrique, est toujours un indice favorable pour la guérison. Il en est de même du goût métallique que les malades perçoivent dans la bouche et qui se conserve quelquefois pendant plusieurs heures.

M. Van Holsbeek publie, dans son livre, trois observations de guérisons de surdité nerveuse. Il rappelle les deux cas intéressants consignés dans l'ouvrage de M. Duchenne.

Nous avons obtenu nous-même, en 1859, un résultat remarquable dans un cas de surdité dont l'observation a été rapportée dans notre précédente publication.

CHAPITRE X.

NÉVRALGIES ET RHUMATISMES.

Les affections de ce genre sont celles où la puissance de l'électricité se démontre le mieux, et où elle est le moins contestée aujourd'hui par les praticiens.

Ceux qui ont écrit sur ce sujet ont tous de nombreuses guérisons à rapporter, comme on peut le voir dans les publications de MM. les docteurs Guitard, de Toulouse, Briant, de Rennes, A. Becquerel, Duchenne, de Boulogne, Desparquets et Lunel, de Paris, Van Holsbeek, de Bruxelles, etc., etc. On peut dire que les cas de guérisons de *rhumatismes*, de *névralgies* et surtout de *gouttes sciatiques*, par l'électricité, se compteraient aujourd'hui par centaines.

Cela n'empêche pas que la masse des praticiens guerroyent encore contre ces affections par les narcotiques, les sangsues, les révulsifs de toutes sortes, la cautérisation transcurrante, les bains, les injections sous-cutanées au sulfate d'atropine, etc., etc.

Que les retardataires, ou les récalcitrants, veuillent bien essayer l'électricité contre ces maladies souvent cruelles; et, s'ils n'arrivent pas à la placer en première ligne, ils lui concèderont, au moins, une place recommandable dans l'arsenal, trop souvent impuissant, de leurs moyens thérapeutiques ordinaires.

M. Desparquets a publié un cas de guérison de *rhumatisme chronique* des articulations des mains et des pieds, accompagné d'un gonflement considérable.

Il s'agissait d'un homme de 60 ans, garde-champêtre. Sa maladie avait résisté aux préparations anti-goutteuses et anti-rhumatismales, aux purgatifs drastiques, aux frictions sèches, aux liniments, aux fumigations aromatiques, aux bains de vapeur. Il fut guéri au bout de deux mois, après vingt électrisations.

Nous avons nous-même obtenu une guérison remar-

quable de rhumatisme articulaire chronique des pieds
et des mains , sur M. J..., menuisier entrepreneur, à
Toul. Nous pourrions citer aussi un cas de guérison
que nous avons obtenue sur l'un des membres de l'université résidant à Nancy ; mais nous préférons rapporter
les observations des autres que de produire celles qui
nous sont personnelles.

CHAPITRE XI.

—

DES NÉVROSES.

———

CATALEPSIE. CHORÉE. ÉPILEPSIE. HYSTÉRIE.

Si, aujourd'hui, la plupart des praticiens sont peu
disposés à contester la puissance du traitement électrique dans les *névralgies* , leurs dispositions sont loin
d'être les mêmes quand il s'agit des *névroses*. A part la
chorée ou *danse de Saint-Guy,* pour laquelle ils veu-

lent bien faire une exception, depuis que **M.** le docteur Briquet a fait connaître les applications satisfaisantes qu'il en a faites au traitement de cette maladie , ils se retranchent à l'égard des autres dans leur scepticisme ou dans leur insouciance. Trop heureux l'électricien qui, en publiant les résultats de sa pratique , n'est pas signalé par eux comme un imposteur ou un charlatan !

C'est pourquoi, avant de transcrire ici nos observations les plus remarquables, dans le traitement de ce genre d'affections, nous parlerons des guérisons obtenues par les praticiens qui nous ont précédé. Nous suivrons, dans cet exposé, la nomenclature que M. Van Holsbeek a adoptée dans son livre.

Catalepsie. On sait que le docteur Fabré-Palaprat se guérit lui-même, par l'électro-puncture, d'une affection cataleptique, avec extases, qui le tourmentait à l'âge de 36 ans, et qui avait résisté aux moyens ordinaires les plus énergiques.

Le docteur Bourdin, dans son *Traité de la Catalepsie* (1842), rapporte un exemple bien remarquable de guérison de cette affection par l'électricité.

Le docteur Guitard a guéri, en cinq séances, une fille de 38 ans, cataleptique depuis plus d'une année, et chez laquelle les traitements les plus énergiques étaient restés impuissants.

Chorée. De Haen, au rapport de M. Van Holsbeek, a

publié, le premier, des observations sur la guérison de la chorée par l'électricité.

Adisson est aussi un de ceux qui ont le plus expérimenté ce moyen, et il vante beaucoup les succès qu'il en a obtenus.

Underwood, Fothergill, Andrieux, Baumes, citent de même un grand nombre de cures opérées par l'électricité; et pourtant ces habiles praticiens n'avaient à leur disposition que l'électricité statique et des appareils défectueux pour l'administrer.

M. Guitard a guéri, en trente-sept séances, un cultivateur de 49 ans, choréïque depuis trois ans.

MM. Bally et Meyraux (*Archives de Médecine*) citent une jeune fille qui, à deux ans, fut prise de la chorée et chez laquelle les bains, un bon régime, le camphre, la valériane, n'amenèrent aucun calme. A sept ans, aggravation de tous les symptômes; alors emploi des opiacés, des solanées, de l'assa fœtida, du calomel, et, pendant deux ans, des vésicatoires et des moxas sur la colonne vertébrale ; le tout, en vain.

Après la première application galvanique qui dura vingt-cinq minutes, mieux sensible. Six séances suffirent ensuite pour guérir une maladie qui, pendant de longues années, avait résisté aux moyens les plus énergiques de la médecine ordinaire.

Le docteur Bougard a consigné , dans le *Journal de la Société des Sciences médicales et naturelles* de Bruxelles, quatre cas de guérison de chorée, rapportés par M. Van Holsbeek.

Le premier, très-grave, fut guéri au bout de six semaines.

Le deuxième, datant de six semaines, céda à 25 séances.

Le troisième, datant de 15 mois, exigea 33 séances.

Le quatrième, datant de 5 mois, ne fut guéri qu'au bout de 59 séances.

Nous avons traité nous-même deux cas de chorée dont nous allons résumer ici les observations :

L'un, développé récemment sur une jeune fille de 14 ans, non encore réglée, fut guéri en 15 jours par des électrisations générales auxquelles fut associé un traitement intérieur.

Le second cas, beaucoup plus grave et datant de 15 mois, avait lieu chez une personne de la campagne, âgée de quinze ans, et d'une forte constitution. La maladie, jusque-là, avait été surtout combattue par les bains sulfureux, qui avaient remédié à l'état spasmodique ; mais il y avait eu une sorte de transformation en paralysie des membres inférieurs. La malade ne pouvait ni marcher, ni se tenir sur ses jambes, et il fallait qu'elle fût apportée, à dos, dans mon cabinet.

Au bout de 8 séances, la menstruation, qui était défectueuse, s'établit, et le traitement dut être suspendu : mais la guérison s'ensuivit sans qu'il eût besoin d'être repris.

Nous devons dire que, dans ce cas encore, des

moyens médicamenteux furent adjoints au traitement électrique.

Epilepsie. Fabré-Palaprat a guéri par le galvanisme un jeune homme de 19 ans, épileptique depuis 12 ans, Le traitement dura 5 mois.

Le docteur Harris a guéri une épilepsie consécutive à une céphalalgie intense et chronique. Chez sept autres malades, il a eu un succès radical dans quatre cas. L'électricité, dit-il, est restée impuissante quand le mal affectait les nerfs de la moëlle épinière. (*Journal américain des sciences médicales*, 1834.)

Au rapport de M. Van Holsbeek, il existe en Allemagne, dans la principauté de Schauburg-Lippe, un établissement spécial où les épileptiques sont traités par le galvanisme, et où l'on obtient les plus grands succès.

Cet auteur rapporte cinq observations de guérison d'épilepsie, trois d'après le docteur Bougard, les deux autres prises dans sa pratique particulière.

La 1re, datant de 8 mois, sur un sujet de 14 ans, fut guérie très-vite par l'électricité d'induction.

La 2e, sur une femme de 31 ans, datant de 12 ans, disparut après environ 3 mois de traitement.

La 3e, datant de 2 ans, sur une jeune fille de 14 ans, fut guérie au bout de 4 mois.

La 4e, datant de 16 ans, sur un homme de 66 ans, guérit aussi en 4 mois.

La 5e, datant de plus de 10 ans, sur un sujet de 17 ans, fut guérie au bout d'un mois.

Hystérie. On trouve consignés, dans le livre de M. Duchenne, de Boulogne, plusieurs cas d'affection, hystériques, paralysies, anesthésies, hypéresthésies, qu'il a traitées avec succès par l'électricité.

M. Van Holsbeek en rapporte aussi une observation. La maladie datait de deux ans, et affectait une femme âgée de 55 ans ; elle fut guérie après 21 séances.

Asthme nerveux. — « La liste seule des remèdes vantés contre l'asthme formerait un volume, dit M. Van Holsbeek. Certains narcotiques et anti-spasmodiques ont quelquefois procuré un soulagement incontestable, et nous n'hésitons pas à y recourir quand ils nous semblent indiqués ; mais aucun moyen n'a d'effets aussi prompts et aussi durables que les frictions électro-magnétiques sur le cou et sur la poitrine. C'est dans cette circonstance surtout que le fluide électrique joue le rôle de régulateur de l'action nerveuse et d'anti-spasmodique par excellence.

» Aujourd'hui, à l'hôpital de Worcester, en Angleterre, on traite tous les asthmatiques par l'électricité, et le docteur Labeaume affirme que, sur 100 malades, 90 sont guéris ou soulagés. »

M. Van Holsbeek rapporte ensuite deux observations choisies entre neuf autres qu'il a recueillies récemment, et qui méritent de fixer l'attention des praticiens. Des neuf malades, sept ont été radicalement guéris par les courants électriques ; les deux autres ont renoncé au traitement au bout de trois ou quatre séances.

Angine de poitrine. — Tous ceux qui ont lu le livre de M. Duchenne, de Boulogne, connaissent l'admirable parti qu'il a su tirer de l'électricité, contre cette terrible affection, dans un cas grave et désespéré. En présence du brillant résultat qu'il a obtenu de ce moyen thérapeutique nouveau, on ne peut que s'écrier avec M. Van Holsbeck : Grâces soient rendues à ce savant d'avoir eu l'heureuse idée d'appliquer l'électrisation à la cure de l'angine de poitrine.

Il résulte de ses belles expériences qu'à l'aide de l'excitation électrique de la sensibilité du mamelon ou de la peau, pratiquée sur le lieu douloureux, il est possible de faire cesser complétement, et à l'instant même, l'accès le plus violent, d'enrayer la marche de la maladie et de la guérir radicalement.

Mais, nous nous demandons si c'est par l'énorme perturbation qu'elle porte dans l'innervation qu'il faut expliquer l'influence vraiment saisissante de l'excitation électro-cutanée sur l'angine de poitrine? Nous pensons, avec le praticien belge, qu'il y a, en outre, une action spéciale de l'agent électrique sur l'état pathologique du système nerveux. Nous croyons pouvoir en conclure que les courants à très-forte tension ne sont pas indispensables à la cure de l'angine de poitrine, et qu'elle peut être combattue avec succès par des courants modérés, alternativement localisés et généralisés.

Nous terminerons ce chapitre, relatif aux névroses,

par l'observation suivante, tirée de notre pratique. Bien qu'elle ne se rattache à aucun des groupes des affections précédentes , elle n'en doit pas moins être considérée comme une affection purement nerveuse, indépendante de toute lésion organique. Nous ne pouvons y voir qu'une névrose dans laquelle se trouvaient en cause différents appareils de la vie organique et de la vie de relation.

Dans le courant de février 1858, étant chargé du service médical à l'Ecole normale de notre ville, j'eus à donner mes soins à l'élève *Poirson* (Jean-Baptiste), âgé de 18 ans, et atteint de l'affection singulière dont nous allons retracer les symptômes.

Tous les jours, dans l'après-midi, ce jeune malade chez lequel existaient des signes d'irritation gastro-intestinale, était pris d'un mouvement fébrile intense, compliqué d'hallucination de la vue. Pendant l'accès, qui s'accompagnait de céphalalgie violente, on observait une dilatation prononcée des pupilles : le malade voyait alors passer devant ses yeux, tantôt des régiments, tantôt des processions, tantôt des mêlées d'individus agités et tumultueux. L'intelligence restait d'ailleurs intacte et le jeune Poirson s'expliquait facilement que ces illusions se rattachaient à un état morbide. Des crampes, siégeant dans différents points des membres supérieurs et inférieurs, tourmentaient aussi le malade : elles étaient de courte durée, mais se répétaient très-fréquemment. Entre les accès, qui duraient jusqu'à dix ou onze heures du soir, il y avait rémission de l'état fébrile et de tous les symptômes.

J'avais cherché à combattre cette affection par les anti-spasmodiques, les fébrifuges, les purgatifs, mais sans succès.

Mon trimestre achevé, fin de mars , le malade passa aux soins du collègue qui fait avec moi le service de l'Ecole, par quartier. Un nouveau traitement n'ayant pas mieux réussi, le jeune malade fut renvoyé dans sa famille, où les nouveaux essais du médecin de la localité échouèrent également : lotions d'eau froide ; vésicatoire à la nuque ; grands bains.

Vers le 20 juillet, M. le directeur de l'Ecole, qui avait eu connaissance de quelques-uns de mes succès dans le traitement d'affections nerveuses, me proposa de faire revenir l'élève pour le soumettre au traitement électrique.

Voici quel était l'état de ce jeune homme à la date du 25 juillet, jour où le traitement fut commencé.

Depuis deux mois, l'état fébrile quotidien a sensiblement diminué et les hallucinations de la vue sont devenues plus rares. La céphalalgie est persistante et, pour ainsi dire, continuelle : elle siége surtout au sommet de la tête, dans les excavations orbitaires et à la nuque. Les crampes sont toujours fréquentes, aux mollets, aux talons, aux cuisses, aux poignets : elles sont de courte durée, mais elles se reproduisent d'une manière pour ainsi dire incessante, tantôt sur un point, tantôt sur l'autre. Leur fréquence est cependant moins grande la nuit que le jour, ce qui laisse au malade un peu de sommeil. Quelquefois, les crampes sont remplacées par des spasmes subits, des mouvements choréïques dans les membres supérieurs et inférieurs.

Il y a de l'appétit et les digestions se font assez bien. Mais, depuis quelque temps, le malade offre ce phénomène bizarre qu'il ne peut manger en compagnie d'autres personnes, sans éprouver des vomissements ou des envies de vomir. Seul, il mange avec plaisir, et digère avec assez de facilité : mais voir manger quelqu'un, lui soulève le cœur.

Première séance, 25 juillet. — Le pôle positif de l'appareil est distribué, par des courants dérivés, au sommet de la tête, à la région cervicale, au creux épigastrique. Le pôle négatif se partage aux mains et aux pieds. Pendant la séance, la céphalalgie disparaît ; le malade se trouve très-bien. L'épreuve électrique donne la formule suivante : vertex, 2 ; région cervicale, 3 ; épigastre, 3 ; mains, 1 ; pieds, zéro.

26 juillet. — La séance de la veille a donné une amélioration sensible : les crampes et les spasmes ont été rares de jour, et ont disparu complétement la nuit. Le malade a moins souffert de la céphalalgie, mais il la ressent encore, surtout à la nuque.

Deuxième séance. — Inversion des pôles. Epreuve : vertex, 2 ; région cervicale, 4 ; épigastre, 4 ; mains, 2 ; pieds, 1.

27 juillet. —Mieux continué. Le malade n'a plus ressenti que de rares et légères crampes dans les poignets.

La tête se dégage de plus en plus. 3e séance. Inversion des pôles. Epreuve : vertex, 3 ; région cervicale, 4 ; épigastre, 5 ; mains, 2 ; pieds, 2.

28 juillet. — Plus de crampes ; plus de mal de tête. Le malade se trouve très-bien, et commence à croire à sa guérison. 4e séance. Inversion des pôles. Formule analogue à la précédente. J'engage le malade à se reposer du traitement pendant quelques jours.

31 juillet. — Le jeune *Poirson* revient désolé. Les maux de tête ont reparu aux tempes, aux régions susorbitaires, au sinciput, à la nuque. Cependant il n'y a pas de retour des crampes. Pas d'appétit, langue chargée ; embarras gastrique évident. 5e séance. L'équilibre électrique des jours précédents n'existe plus. La formule est : vertex, 2 ; région cervicale, 3 ; épigastre, 4 ; mains, 1 ; pieds, zéro. Pendant la séance, la tête se dégage.

Je prescris un purgatif pour le lendemain : scammonée et jalap.

2 août. — Le malade est très-bien : le purgatif a produit des évacuations abondantes. La tête est libre. Les crampes n'ont plus reparu. Appétit franc. Le malade est enchanté de sa position : il a aujourd'hui la plus grande confiance dans sa guérison. 6e séance. La formule électrique donne : vertex, 3 ; région cervicale, 3 ; épigastre, 4 ; mains, 2 ; pieds, 2.

A partir de ce jour, le mieux persistant, tout traitement est suspendu. Le 6 août, le jeune *Poirson*, qui va toujours très-bien, et qui a pu prendre plusieurs re-

pas avec ses camarades, à la table commune, demande
à retourner dans sa famille. Il rentre ensuite, au mois
d'octobre, toujours bien portant, et sa santé se maintient jusqu'au mois d'avril de l'année suivante, époque
à laquelle il crut devoir contracter un engagement militaire.

Cette observation est remarquable sous bien des rapports :

1° Elle offre un exemple très-curieux des phénomènes bizarres que certaines névroses sont susceptibles de
développer, et elle démontre la grande puissance de l'é-
lectricité sur l'innervation. Evidemment, l'affection du
jeune *Poirson* était indépendante de toute lésion organique : la promptitude de la guérison le prouve.

2° Le rôle important qu'a rempli dans la guérison le
purgatif du 1er août met en évidence l'erreur où l'on
serait tombé si, pour la guérison de cette névrose, on
avait cru devoir s'en tenir à l'application de l'électricité
seule. L'électricité tendait, par son action, à rétablir
l'harmonie dans l'innervation perturbée. Mais une cause
matérielle, la surcharge bilieuse des voies digestives,
s'opposait à ce qu'une réaction curative pût s'opérer.
Sans doute, l'élimination de cette cause eût pu se produire par quelques phénomènes critiques qui se seraient
manifestés, un jour ou l'autre, soit par les sueurs, soit
par les urines, soit par quelque flux intestinal. Le purgatif est venu lui-même produire cette crise : il a aidé
la nature.

Le vitalisme, ou le matérialisme exclusifs, ont toujours été, et seront toujours, l'un et l'autre, à côté de la vérité.

CHAPITRE XII.

—

AFFECTIONS DIVERSES.

Si l'on voulait rechercher dans les différentes publications, livres, journaux, brochures, tous les cas de guérisons procurés par l'électricité; si l'on faisait remonter ce travail au début de la science électro-thérapique, c'est-à-dire aux premières applications de l'électricité de tension, il y a plus de deux siècles, il faudrait de nombreux volumes pour les contenir tous, et l'on verrait que ces guérisons comprennent, à peu près, les diverses affections du cadre nosologique.

A ceux qui désireraient prendre connaissance de ces faits, nous indiquerons surtout les ouvrages de MM. A. *Becquerel*, *Guitard*, de Toulouse, *Van Holsbeek*, et la *Revue de l'Electricité*, publiée, dans le

Courrier médical, sous la direction de M. le docteur *Desparquets*.

Nous nous contenterons de rappeler ici les heureuses applications que M. le docteur *Pétrequin*, de Lyon, a faites des courants galvaniques au traitement de certains anévrismes ; celles de M. *Boulu* et autres (courants d'induction), pour la guérison des *tumeurs lympha-tiques* ou *scrofuleuses* ; et les applications que M. *Ta-vignot* a faites, tout récemment, du galvanisme au traitement de la *cataracte.* Ces faits, on peut le dire, sont connus aujourd'hui de tous les médecins.

Ce que l'on sait moins généralement, et ce qui est propre à exciter encore le scepticisme de la plupart des praticiens de notre époque, c'est que beaucoup d'au-tres affections, qui résistent aux moyens de la thérapeu-tique ordinaire, sont susceptibles de guérir par l'élec-tricité. Nous en rapporterons quelques exemples.

Fièvres intermittentes. — C'est surtout en Russie que les médecins ont appliqué les courants électriques au traitement des fièvres intermittentes. En outre des observations de M. *Dropsy*, on peut citer celles de MM. les docteurs *Shipulsky* et *Krasnogladoff.* Le pre-mier a obtenu les résultats les plus satisfaisants, dans 16 cas, et il est convaincu que les fièvres quotidiennes et tierces céderont facilement à ce moyen. S'il n'en est plus de même pour les fièvres quartes, et pour celles qui ont débilité profondément l'économie, l'électro-galva-nisme a encore, dans ces cas, l'avantage de dominer l'intensité des accès, de ranimer l'appétit et les forces des malades. C'est donc, au moins, un moyen auxiliaire qui ne serait pas à dédaigner.

M. *Krasnogladoff*, médecin militaire, attaché à l'hôpital de Tiflis, a traité aussi, de la même manière, 44 soldats atteints de fièvres intermittentes. Il a fait les mêmes remarques que son confrère.

Voici, sur ce sujet, une observation fort intéressante qui a été publiée par M. le docteur *Desparquets*.

Un officier d'administration de l'armée d'Afrique avait contracté, dès 1845, une fièvre intermittente, d'abord versatile et sans gravité, mais qui, à partir de 1849, reparut avec violence et résista aux médications usitées en pareil cas. En 1850, la santé du malade était altérée, au point qu'il dut demander un congé pour revenir en France. Arrivé à Paris, cet officier essaya du traitement hydrothérapique, mais il n'en retira aucun avantage. Il essaya aussi de l'homœopathie sans succès.

En 1856 seulement, il songea à recourir à l'électricité. Voici quel était alors son état :

Maigreur de tout le corps ; teint jaune et terreux ; yeux ternes ; appétit presque nul. La fièvre revient tous les deux jours, et se complique de mouvements choréïques assez prononcés pour gêner le malade dans ce qu'il veut faire. On constate une augmentation de volume de la rate et du foie.

Traitement. — Dans ce cas, M. *Desparquets* crut devoir donner la préférence aux bains électriques.

Après les six premiers, la fièvre avait retardé de deux

heures, et avait cessé environ une heure plus tôt que d'habitude. Appétit meilleur.

Quinze jours plus tard, l'appétit augmentant toujours, les forces revenaient rapidement : il n'y avait plus que de légers mouvements fébriles fort supportables pour le malade. Teint meilleur : retour de la gaîté.

Après 40 bains, la guérison était complète.

Choléra asiatique. — Jusqu'à présent, la presse médicale n'a pas eu à rapporter, que nous sachions, d'observations précises sur le traitement du choléra par l'électricité. L'année dernière, les journaux politiques entretenaient leurs lecteurs des succès remarquables qu'aurait obtenus un médecin belge contre cette terrible affection ; mais dans ce cas, les faits ont été produits sans détail, et n'ont pas offert l'authenticité désirable.

Quand on réfléchit aux caractères du choléra épidémique, on est porté à admettre, *à priori,* que l'électricité doive présenter les plus grandes ressources pour son traitement. Aussi, partageons-nous entièrement le sentiment de M. Van Holsbeek, lorsqu'il se livre, sur ce sujet, aux considérations suivantes :

« Dans la période de froid ou algide, la faculté absorbante des membranes muqueuses est presque anéantie, pour peu que l'attaque soit violente. Alors, le dépôt de toute substance médicamenteuse dans le tube digestif devient inutile et ne fait que fatiguer les malades. Tous les efforts du médecin doivent donc ten-

dre à agir sur la peau, à ranimer les fonctions lan-
guissantes ou éteintes, à détruire rapidement cet enduit
visqueux, espèce de vernis répandu sur elle, et qui
s'oppose mécaniquement à ce qu'elle puisse subir l'influence de l'air ou des différents corps appliqués à sa
surface. Or, nous le demandons à tous ceux qui pos-
sèdent quelques notions sur les propriétés de l'électricité, est-il rien de plus propre à rendre à l'enveloppe
cutanée sa sensibilité et sa puissance absorbante que les
frictions et les fustigations électro-magnétiques? Ne
sont-elles pas d'ailleurs un moyen déjà éprouvé pour
mettre fin aux crampes, aux hoquets, à la constriction
thoracique et autres accidents nerveux qui tourmentent
si horriblement les cholériques? »

Si, ce qu'à Dieu ne plaise, notre pays devait subir
encore la terrible épreuve de ce fléau, les praticiens
seraient portés, sans doute, à chercher contre lui une
arme dans l'électricité ; et, s'ils ne la plaçaient en première ligne, ils y verraient, au moins, un adjuvant
utile aux autres moyens dont l'expérience a consacré
l'efficacité.

Dans ce cas, comme dans les asphyxies, avec lesquelles
le choléra offre tant d'analogie, les courants à forte
tension deviendraient indispensables pour ranimer l'innervation en quelque sorte anéantie.

On agirait plus particulièrement, par des courants
localisés, sur les régions précordiales, épigastriques,
sur les membres et le long de la colonne vertébrale.

Dérangements de la menstruation. — On trouve dans les auteurs un assez grand nombre de faits dans lesquels les règles, dérangées ou suspendues, depuis longtemps, ont pu être rétablies par les excitations électriques. Au doute, aux réserves que M. A. Becquerel établit à ce sujet, on peut opposer les affirmations de MM. Duchenne, de Boulogne, Rayer, Trousseau, Valleix, et de tant d'autres praticiens.

Pour notre compte, nous avons vu un cas de *vertige épileptiforme* et un cas de *chorée* guérir vite par le rétablissement de la menstruation sous l'influence des courants électriques. MM. les docteurs Lecoq et Fonssagrives ont publié des faits analogues.

Dérangements de la sécrétion lactée. — Nous rapprocherons des faits précédents ceux qui ont rapport à l'influence des courants électriques sur la sécrétion lactée. En voici un exemple publié dans la *Gazette des Hôpitaux* en 1856.

Une femme de 26 ans, mère de trois enfants, allaitait le dernier né, depuis 11 mois et demi, lorsque, celui-ci ayant été atteint d'une pneumonie double, la lactation fut supprimée ; plus tard, quand on voulut rendre le sein à l'enfant, la source se trouvait tarie.

L'électricité ayant été appliquée sur les seins, par le docteur Aubert, ramena la sécrétion du lait.

Un fait semblable a été observé par M. A. Becquerel, en 1857. Il en a fait l'objet d'une communication à la Société médicale des hopitaux.

Affections chroniques de la peau. — M. le docteur B. Lunel a publié l'observation suivante, dans la *Revue de l'Electricité*, juillet 1857.

M. Foubert, âgé de 48 ans, vint consulter ce médecin pour une insomnie qui le tourmentait depuis huit mois. Ce malade avait vu la preuve de la puissance de l'électricité dans un cas d'insomnie analogue à celui qu'il subissait, et il venait réclamer les secours du traitement électrique.

Voici quel était son état : Absence de sommeil, perte d'appétit, dyspepsie, amaigrissement notable, décoloration des tissus. Ce malade porte à l'avant-bras droit une affection pustuleuse, un *ecthyma*, symptomatique d'une altération des humeurs, d'un état cachectique prononcé. Les pustules sont plus larges que celles des ecthymas aigus et chroniques ordinaires : quelques-unes présentent 20 millimètres de diamètre. Le bras affecté est tellement douloureux que le malade ne peut s'en servir.

Ce qu'il y eut de remarquable dans cette observation, c'est que l'insomnie ne disparut pas sous l'influence des courants, mais l'ecthyma guérit radicalement.

Dès les premières séances, les forces revinrent un peu, les digestions se firent mieux, la transpiration se rétablit... Plusieurs ulcérations de l'ecthyma se cicatrisèrent.

Après un mois environ, le système nerveux éprouva des modifications telles, que sur onze pustules qui restaient, cinq disparurent en 12 jours et les six autres séchèrent bientôt pour ne plus reparaître.

L'année dernière, une dame de Toul, âgée d'environ 35 ans, vint nous consulter pour une ulcération qu'elle portait à la partie inférieure de la jambe droite, et pour laquelle elle avait épuisé en vain différents remèdes. Cette ulcération se rattachait à l'existence de varices ; elle offrait à peu près l'étendue d'une pièce de 5 francs et s'accompagnait d'élancements aigus, de douleurs vives.

Ce fut ce dernier symptôme qui nous engagea à essayer l'électricité contre cette affection.

Après la première application, il y eut un soulagement marqué : la malade conçut, plus vivement que nous ne pouvions le faire nous-même, l'espérance de sa guérison.

Les séances avaient lieu seulement deux fois par semaine. Après la quatrième, nous eûmes la satisfaction de constater une guérison complète.

L'ulcération datait de plusieurs années.

Affections du cœur ; endocardites rhumatismales. — Nous avons rapporté, il y a deux ans, un cas de guérison obtenue sur un malade que l'on traitait, depuis plusieurs années, pour une hypertrophie du cœur, et chez lequel avaient échoué tous les moyens de la thérapeutique ordinaire.

Non seulement cette guérison s'est maintenue, mais un nouveau cas, du même genre, est venu se joindre à ce premier succès.

Nous sommes convaincu que beaucoup de maladies

du cœur, dans lesquelles l'auscultation et la percussion décèlent des signes d'affections organiques, se rattachent à une diathèse rhumatismale, et sont susceptibles de s'améliorer ou de guérir par les courants électriques, plutôt que par tous autres moyens.

Ces cas doivent être du genre de ceux que M. le docteur Fauconnet, de Lyon, signalait tout récemment dans la presse médicale, et contre lesquels le sulfure d'antimoine s'est montré d'une remarquable efficacité.

Epanchements séreux ; tumeurs enkystées ; hydrocèles. — Ces affections locales sont plutôt du ressort de la chirurgie que de la médecine. C'est pour elles que nous admettons, plus particulièrement, le principe de la localisation des courants, et celui des fortes tensions. L'électricité, dans ces cas, en outre de l'action spéciale qu'elle exerce sur la vitalité des tissus, offre des propriétés stimulantes et résorbantes, analogues à celles des excitants et des révulsifs, tels que la teinture d'iode, les vésicans, etc., que la médecine ordinaire oppose à ce genre d'affection.

Dans un cas de tumeur synoviale enkystée du genou (*hygroma*), nous avons vu les courants électriques aider à la guérison de cette affection que nous traitons d'ordinaire par les applications de teinture d'iode.

Nous avons rapporté une observation *d'arthrite* des deux coudes, que la teinture d'iode avait sensiblement améliorée, et dont la guérison fut complétée par les courants d'induction.

On trouve dans la *Revue de l'Electricité médicale*, un cas de guérison de *kyste de l'ovaire*, publié par M. le docteur Desparquets. Nous résumerons ici cette observation intéressante :

Madame L..., âgée de 32 ans, présentait des symptômes analogues à ceux d'une fausse couche : coliques violentes ; expulsion de caillots volumineux de sang noir. M. Desparquets fut appelé à la traiter, et il ne découvrit rien qui pût lui donner les preuves positives de l'existence d'un embryon.

Ces accidents cédèrent à un traitement approprié, mais il resta dans la région ovarienne gauche, une tumeur peu apparente d'abord, et qui, au bout de quelque temps, avait acquis le volume du poing.

M. Desparquets diagnostiqua alors un kyste de l'ovaire, et son opinion fut confirmée par un confrère appelé en consultation.

Convaincu que tout traitement médicamenteux serait d'une complète inutilité contre une pareille affection, et ne voulant pas faire courir à sa malade les chances d'une opération fort dangereuse, M. Desparquets proposa l'emploi de l'électricité sans rien promettre quant au résultat que l'on devait en attendre. — La malade accepta ce moyen avec beaucoup d'empressement.

Après trois séances, la tumeur semblait déjà se ramollir et diminuer de volume. Après la sixième, le mieux était de plus en plus manifeste. Après la neuvième, la malade se considérait comme guérie, et demandait à suspendre le traitement. — Six jours plus tard, la tu-

meur était réduite au volume d'une noix : une dernière
séance eut lieu, à la suite de laquelle on put constater encore une diminution.

Deux mois après, M. Desparquets s'assura qu'il n'existait plus de traces de cette affection.

Plusieurs cas de guérison d'*hydrocèles* ont été rapportés aussi par différents praticiens. On se rappelle
celui dont M. Pétrequin a donné communication à l'Académie de Médecine, en 1858. M. Van Holsbeek rapporte
lui-même deux autres guérisons non moins promptes et
non moins remarquables.

Les courants galvaniques, ou électro-magnétiques,
pourront donc éloigner, pour beaucoup de malades, la
crainte d'une opération chirurgicale, toujours doulou-
reuse, et qui peut, dans certains cas, se compliquer
d'accidents sérieux.

CHAPITRE XIII.

—

CONCLUSION.

———

L'exposé que nous venons de faire des guérisons obtenues par l'application des courants électriques, constitue, pour la science nouvelle, un contingent déjà fort recommandable, et sont propres à donner une haute idée de sa puissance.

Il est à remarquer, en effet, que la plupart de ces guérisons ont porté sur des cas à peu près désespérés et contre lesquels la thérapeutique ordinaire avait développé vainement toutes ses ressources, tous ses moyens.

Est-ce à dire que nous venions présenter l'électrothérapie comme un système exclusif, supérieur à tout autre, et devant détrôner la science ancienne ?... Non ; il ne s'agit de détrôner quoi que ce soit.

Il s'agit seulement d'apporter à la thérapeutique ordinaire un moyen puissant, pour les cas, trop nombreux, où elle reconnaît elle-même son impuissance.

Notre enthousiasme pour l'électrisation ne va pas jusqu'à l'aveuglement. Très-souvent, nous combinons les traitements ordinaires au traitement électrique. Si nous recourons exclusivement à celui-ci, ce n'est que dans les cas où les renseignements, donnés par les malades, nous apprennent que tous les autres moyens ont échoué.

Autant il y a d'inconvénients à être exclusif et systématique, en médecine, autant aussi il en existe à se complaire dans l'ornière et à repousser toute idée nouvelle.

C'est en médecine, plus qu'en toute autre matière, que se démontre chaque jour la nécessité d'un éclectisme sage. Jamais nous n'aurons de parti pris, à l'avance, contre une doctrine, ou contre un système, parce que nous sommes convaincu que chaque doctrine, chaque système, comporte toujours une portion, plus ou moins grande, de la vérité.

Dans l'appréciation de l'organisme en action, soit à l'état de santé, soit à l'état de maladie, si nous ne dédaignons pas d'abaisser nos yeux sur la matière, nous savons aussi les élever à la hauteur du dynamisme vital.

C'est pourquoi nous portons dans la même estime, les matérialistes, les organiciens, les vitalistes, la mé-

decine des humeurs, celle des spécifiques, les hydro-
pathes, les homœopathes.

Nous n'éprouvons d'aversion, que pour les hommes
de mauvaise foi, pour les satisfaits à sinécures, qui
n'hésitent pas à subordonner l'avenir de la médecine
à leur intérêt personnel, à leur amour-propre, à leur
orgueil.

Nous souhaitons que ces explications puissent satisfaire les vrais amis du progrès médical et nous mériter
leurs sympathies.

CHAPITRE XIV.

—

NOTICE SUR L'APPAREIL VOLTA MAGNÉTIQUE DE L'AUTEUR.

Le but que se sont proposé la plupart des constructeurs d'appareils électriques, a été de réduire leur volume aux plus petites proportions. Pour l'atteindre, c'est-à-dire pour rendre ces appareils aussi portatifs que possible, pour en faire des porte-feuilles, comme on l'a dit, ils ont dû sacrifier beaucoup des conditions dans lesquelles résident les qualités essentielles de ces appareils.

C'est ainsi que les piles plates, au sulfate de mercure, piles à tension fugace et inconstante, ont dû être adoptées par eux.

C'est ainsi que, faute d'espace, ils ont dû employer des vibrateurs sans poids et sans volume, et incapables, par leurs dispositions physiques, de donner des intermittences lentes.

C'est ainsi qu'ils ont dû soustraire à la vue tout le mécanisme de leurs appareils, de telle façon que le praticien ne peut, en aucun cas, remédier par lui-même à leurs dérangements et qu'il se voit obligé à le renvoyer à l'ouvrier qui les a établis.

C'est ainsi, enfin, que ces appareils ont dû se montrer insuffisants et incomplets quant au choix et au nombre de leurs excitateurs.

Sans être réduit à ces minimes proportions qui entraînent tant d'inconvénients, notre appareil n'en est guère moins portatif.

La pile, séparée de la boîte qui contient l'électro-aimant, ne mesure que 10 centimètres en hauteur, et 5 1|2 en diamètre. Nous avons une pile de rechange, à surface plus grande, pour les applications de cabinet.

La boîte elle-même n'a que 16 centimètres de longueur, sur 11 de largeur et 7 1|2 de hauteur.

Les excitateurs sont contenus dans une boîte à part. Hors de chez lui, le praticien peut, sans gêne aucune, porter ceux dont il a besoin, dans l'une des poches de son habit.

La pile, constituée par les éléments de Bunsen, ordinaires ou modifiés, fonctionne avec ou sans acides. Elle se met en rapport avec l'électro-aimant par un système de spirales fort simple.

Dans la boîte qui contient l'électro-aimant, tout le système est à découvert : le praticien peut voir et manier les fils qui reçoivent le courant des électrodes et ceux qui transmettent celui des réophores.

Description de la pile.

Notre pile portative est établie sur des principes analogues à ceux de la pile de l'appareil Legendre et Morin : mais elle a l'avantage de pouvoir s'adapter à des appareils autres que le nôtre.

Elle a pour éléments, d'une part, le zinc amalgamé, associé au cuivre ; d'autre part, le charbon. Ses réactifs sont : 1º pour l'élément zinc et cuivre, l'eau salée ; 2º pour le charbon, l'acide nitrique ou le bi-chromate de potasse.

Pour la monter, on verse dans le récipient en cuivre étamé, une quantité d'eau suffisante pour que , le vase poreux étant mis en place, cette eau s'élève à environ 1 centimètre du bord du récipient. On ajoute à cette eau une forte pincée de sel. C'est dans cette eau , salée, que l'on plonge le petit manchon de zinc. On verse ensuite dans le vase poreux de l'acide nitrique ordinaire, et on immerge le charbon de manière à ce que l'acide s'élève aussi à environ 1 centimètre du bord.

La pile étant ainsi préparée, on la met en rapport, par les spirales, avec l'électro-aimant. L'une de celles-ci est fixée, par sa lamelle, sur la pince que le récipient en cuivre porte sur sa face extérieure ; par son bouton, elle joint l'électro-aimant à la borne portant l'indication *zinc*. L'autre spirale se fixe par sa lamelle dans la fente que le charbon présente à l'une de ses extrémités , et, par son bouton, à la borne portant l'indication *charbon*.

Notre pile de cabinet est un couple de Bunsen ordinaire. Elle a pour récipient un vase en faïence. Pour la monter, il suffit de mettre de l'eau à moitié du vase, et de l'aciduler avec environ une cuillerée à café d'acide sulfurique, ou d'y ajouter une forte pincée de sel. C'est dans cette solution que l'on place le zinc. Quant à l'acide nitrique où doit tremper le charbon, il en faut à peu près le tiers du vase poreux. Les rapports de cette pile avec l'électro-aimant s'établissent comme précédemment.

Pour éviter les émanations de l'acide nitrique , on peut le remplacer par le liquide de M. Grenet. Ce liquide se prépare avec eau, 100 grammes ; bi-chromate de potasse pulvérisé , 15 grammes ; acide sulfurique, 15 grammes.

Description de la boîte qui contient l'électro-aimant.

La série de boutons, ou bornes, qui se trouvent sur les parois de cette boîte, porte l'indication de leur usage.

Les deux boutons de gauche reçoivent les électrodes *zinc* et *charbon*. Entre eux se trouve le régulateur des intermittences du vibrateur.

Les deux boutons placés en avant sont les réophores du courant inducteur ou de premier ordre.

Ceux de droite, amènent le courant induit ou de second ordre. Entre eux, se trouve le système de graduation des courants.

La paroi supérieure présente, en avant, une manivelle; et en arrière un bouton : ils servent à interrompre le courant et à donner des secousses facultatives.

Si l'on ouvre la boîte, on aperçoit d'abord deux fils qui établissent, avec la paroi supérieure, le système des courants interrompus. Chacun d'eux correspond en dessous de cette paroi à une vis distincte. L'une de ces vis reçoit le courant du charbon ; l'autre celui du zinc. On peut voir le jeu du bouton qui se trouve à la paroi supérieure, et qui est destiné à ouvrir ou à fermer le circuit. En tournant ce bouton de droite à gauche, on ferme le circuit ; en le tournant de gauche à droite, on l'ouvre. On voit également le jeu de la manivelle qui fait tourner la roue dentée : celle-ci se manœuvre de gauche à droite.

Dans le fond, se trouve fixée la bobine et tout le système qu'elle comporte.

A gauche, la colonne de cuivre qui est traversée par la vis qui règle le vibrateur, reçoit à sa partie supérieure l'électrode du *charbon*, et présente en outre deux réophores : l'un va se rendre au bouton n° 2 du courant de premier ordre, l'autre va à l'une des vis de la paroi supérieure, indiquée ci-dessus.

L'électrode *zinc* amène son courant à la petite borne qui se trouve seule, placée verticalement à la partie moyenne de la tête de la bobine, et qui correspond au bout initial du gros fil ou fil inducteur. Le réophore de ce courant se trouve au bout terminal de ce même gros fil, à la petite borne qui est placée transversalement, en dedans de la partie latérale de la tête de la bobine. Cette borne, communique, d'une part, le courant *zinc* au vibrateur ; de l'autre, elle porte le réophore *zinc* des courants interrompus, et le réophore n° 1 du courant de premier ordre.

Les deux petites bornes qui sont fixées verticalement sur l'autre extrémité de la bobine, reçoivent les réophores du courant du fil fin, ou courant induit de second ordre. Celle qui reçoit le bout initial de ce fil, correspond au bouton n° 4 du dehors ; l'autre, qui reçoit le bout terminal, correspond au n° 3.

Théorie de l'appareil.

Aussitôt que la communication est établie entre la pile et l'électro-aimant, le bruit du vibrateur qui entre en action annonce que l'appareil fonctionne. Voici la théorie de ce qui se passe :

D'une part, le courant du zinc arrive au gros fil dont il parcourt toutes les spires pour gagner le vibrateur ;

D'autre part, le courant du charbon gagne la colonne de cuivre et la vis qui gradue les vibrations de l'interrupteur.

Il s'établit donc, instantanément, un courant galvanique qui se trouve fermé ou ouvert, suivant que la pointe de la vis touche ou ne touche pas le vibrateur.

Or, voici, d'un autre côté, ce qui se passe. Aussitôt que le courant est fermé par le contact de ces deux parties, une botte de fil de fer qui se trouve placée au centre de la bobine, s'aimante instantanément sous l'influence du courant galvanique. Dans cet état, elle attire à elle la masse de fer doux du vibrateur : il y a donc ouverture du circuit. Mais, aussitôt que le vibrateur a touché le fer doux central de la bobine, la désaimantation de celui-ci s'opère, par le fait de ce contact et par le fait de l'ouverture du circuit.

Le vibrateur, retombant alors, par son poids, contre la vis, le circuit se trouve refermé, l'aimantation du fer central se reproduit, pour s'annuler encore à l'ouverture du circuit et au contact du vibrateur et ainsi de suite.

En fixant, avec attention, pendant que l'appareil fonctionne, les points de contact du vibrateur et de la vis, on voit l'étincelle électrique qui scintille, d'une manière que l'on croirait continue, mais qui est, en réalité, intermittente, d'après la théorie que nous venons d'exposer.

Tandis que ces phénomènes se passent dans le gros fil, sous l'influence du courant galvanique et de l'aimantation temporaire du fer central de la bobine, des phénomènes, non moins merveilleux, s'opèrent dans le fil fin qui n'a, lui, aucun rapport direct avec le gros fil, auquel il est tout simplement superposé.

Ici, tout se produit par induction, ou par influence.

Dès que le courant galvanique parcourt le gros fil, que le circuit se complète, et que l'aimantation du fer central s'opère, un courant se développe instantanément dans le fil fin, mais en sens inverse du courant inducteur ; quand le circuit s'ouvre, le courant se reporte dans le sens opposé, pour revenir à sa première direction quand il se ferme.

Dans le fil fin, le courant s'opère donc, à chaque intermittence, de gauche à droite et de droite à gauche, d'une manière alternée. C'est pour cela que ce courant n'a pas de pôles déterminés, puisque chaque pôle devient, alternativement, positif et négatif.

Théorie des courants interrompus, à secousses facultatives.[*]

Le système établi en dessous de la paroi supérieure

.de la boîte, représente un circuit ouvert dans l'état ordinaire de l'appareil. Ce circuit se ferme et s'ouvre, à volonté, par la manœuvre du bouton qui se trouve en dessus.

Si l'on tourne ce bouton de droite à gauche, la lamelle qu'il gouverne va rejoindre les autres pièces du circuit qui se trouve alors fermé. Si on le tourne de gauche à droite, il l'ouvre.

Tant que le circuit est ouvert, le courant *zinc* et le courant *charbon* restent indépendants l'un de l'autre, et l'appareil fonctionne d'après les intermittences ordinaires du vibrateur.

Dès qu'on le ferme, l'aimantation du fer doux central de la bobine devient permanente ; le trembleur qu'il attire y reste collé tant que cette aimantation est entretenue par la fermeture du circuit.

Dans cet état, si l'on fait manœuvrer, de gauche à droite, la manivelle qui se trouve placée au-dessus de la boîte, il y a ouverture du circuit, à chaque fois que le ressort quitte la roue dentée, et, à chacune de ces ouvertures, le malade ressent une secousse.

C'est surtout aux deux boutons réophores du fil induit, n⁰ˢ 3 et 4, que se produit cet effet. L'intensité des secousses est régie par le graduateur dont nous parlerons plus loin.

L'opération terminée, on remet le bouton à sa position première, pour obtenir de nouveau le courant à intermittences ordinaires.

Il importe, au moment de faire ce changement, que

le malade ne soit plus en rapport avec l'appareil : ou bien, il faut avoir soin de repousser le graduateur ; sans ces précautions, le malade pourrait être surpris par un courant trop fort.

Au point de vue pratique, les courants interrompus nous semblent devoir être réservés pour certains cas de paralysies, et pour certains états morbides où la vitalité se trouve en défaut. Il faut, en un mot, les considérer comme stimulants ou hypersthénisants.

Graduation du vibrateur.

En tournant de gauche à droite, ou d'arrière en avant, la vis dont la pointe platinée donne un point d'appui au vibrateur, on rapproche celui-ci du fer central et on rend les intermittences du courant plus fréquentes.

Le contraire a lieu si on tourne la vis d'avant en arrière. Ce n'est qu'exceptionnellement que l'on porte les vibrations à leur maximum ou à leur minimum. Pour les cas ordinaires, l'interrupteur doit rester réglé à la moyenne de ses vibrations.

Graduateur des courants.

Le fer central de la bobine se recouvre, à la volonté

du praticien, par un tube de cuivre qui a la propriété d'atténuer la force de tension des courants.

Quand ce tube est tiré dans toute sa longueur et que les cordons sont fixés aux boutons du courant de second ordre, l'appareil est dans son maximum de force. Il est au minimum quand le tube est repoussé complétement et que les cordons sont fixés au courant de premier ordre.

On comprend, qu'entre ces deux extrêmes il y a une longue échelle de graduation à parcourir.

CHAPITRE XV.

—

MANUEL OPÉRATOIRE POUR L'APPLICATION DES RÉOPHORES OU EXCITATEURS.

Cordons conducteurs. — Ils servent à fixer les excitateurs et à mettre le malade en rapport avec l'appareil.

Ils sont simples, ou doubles, suivant que l'on veut

appliquer des courants directs ordinaires (*électrisation localisée*), ou des courants multiples et dérivés (*électrisation généralisée*).

Ces cordons portent à l'une de leurs extrémités un piton allongé qui s'introduit dans chaque borne correspondante aux deux courants, et où il est maintenu par une vis de pression. Ainsi, pour le courant de premier ordre, un cordon est fixé à la borne n° 1, l'autre à la borne n° 2. Pour le courant de second ordre, les pitons se fixent aux bornes n° 3 et n° 4.

A l'autre extrémité des cordons, se trouve un crochet qui sert à les adapter aux différents excitateurs.

Pour les excitateurs à poignée, on dévisse un peu celle-ci, et on introduit le crochet de manière à ce que la vis se trouve à son centre ; puis, on revisse pour la serrer.

Les autres excitateurs, tels que les cylindres et les crochets à bains, sont munis de boutons à vis de pression, entre lesquels on fixe le bout libre des cordons, de la même manière que pour les poignées.

Quant aux plaques, leurs cordons de rallongement offrent, à leurs extrémités libres, un petit œillet dans lequel il suffit d'introduire le crochet.

Usage des différents excitateurs. — Manière de les appliquer.

Tubes à mains. — Ils sont destinés surtout aux électrisations qui doivent porter sur les membres supérieurs.

Dans les douleurs rhumatismales, névralgiques et autres, qui ont leur siége au bras, à l'avant-bras, à la main, l'un des tubes, en rapport avec l'un des pôles, sera établi dans la main correspondante, et l'on agira sur le siége du mal, à l'aide du frictionneur, du pinceau, ou de l'une des plaques, mis en rapport avec l'autre pôle.

Si l'on avait à agir sur la région périnéale, ou dans le creux de l'aisselle, la conformation de ces tubes les rendrait préférables à tout autre excitateur.

Tubes réunis. — La réunion des deux tubes à mains par leur vis de jonction, constitue un seul cylindre propre aux électrisations généralisées.

Ce cylindre sera mis en rapport avec l'un des dérivés du cordon double, et on le fera tenir dans les deux mains. D'un autre côté, on fixera à l'autre dérivé la grande plaque ou l'un des crochets à bain de pieds. L'autre pôle agira par les petites plaques, sur les points centraux, principalement sur les régions cervicale et épigastrique.

Tubes à éponges. — Ils conviennent pour localiser l'électrisation, surtout dans les paralysies. Alors, on les dirige, rapprochés l'un de l'autre, soit sur un seul muscle, soit sur un faisceau de plusieurs muscles réunis.

Dans l'électrisation partielle, l'une des petites plaques peut être placée sur le point d'émergence d'un tronc ou d'un rameau nerveux, tandis que l'on agit, avec l'un des tubes à éponges, sur les différents points où se répandent les ramifications de ce nerf.

Dans ces deux cas, les éponges sont, préalablement, trempées dans l'eau simple ou salée.

Pinceau fustigateur. — Il se fixe sur le manche libre, auquel s'adapte aussi la tige recourbée dont nous allons parler.

Son usage est analogue à celui des tubes à éponges, et on doit le réserver pour les courants à forte tension, quand on juge convenable d'y avoir recours. Son application doit être saccadée.

Tige recourbée. — Sa grosse extrémité se visse sur le manche précédent : c'est à leur point de contact que se fixe le crochet du cordon. A l'autre extrémité, qui porte un pas de vis, s'adaptent le disque à frictions, l'olive, la boule et l'excitateur du conduit auditif.

Le *disque* sert à opérer des frictions sur le siége du mal. Soit, par exemple, une goutte sciatique : on établira au pied correspondant une des plaques en rapport avec l'un des pôles, et l'on parcourra les points malades avec le disque relié à l'autre pôle.

La *tige recourbée,* lorsqu'elle est armée de *l'olive,* sert pour les électrisations du rectum ou du fond du gosier.

La *boule* s'emploie lorsqu'on veut concentrer un courant sur un point, dans les névralgies rebelles, ou dans les paralysies qui portent sur des muscles d'un petit volume.

L'excitateur du conduit auditif peut être garni à son extrémité d'un peu de laine que l'on humecte avec l'eau simple ou salée ; pour aller le mettre en contact avec la membrane du tympan.

Tel qu'il est établi, il sert à électriser l'oreille interne par le procédé de M. Duchenne, qui consiste à remplir d'eau le conduit auditif, et à mettre l'excitateur en rapport avec cette eau. Dans ce cas, l'autre pôle s'applique sur différents points, à la nuque, derrière l'oreille opposée, et à la région sous-maxillaire.

La tige allongée qui se visse à l'autre bout, est l'*excitateur dentaire.* Cette tige peut se plier et se recourber au gré du praticien.

Petites plaques. — Il y en a quatre : l'une d'elles, en forme de peigne, est destinée au sommet de la tête. Les trois autres s'appliquent indistinctement, dans l'électrisation généralisée, à la nuque, à la région lombaire, à l'épigastre. Dans ce cas, elles se fixent toutes, par leurs œillets, au crochet d'un cordon simple. On les maintient en place à l'aide de foulards, ou par la pression contre le dos d'une chaise ou d'un fauteuil.

En outre du rôle qu'elles sont appelées à remplir dans l'électrisation généralisée, elles servent aussi à établir des courants localisés.

Chez les sujets trop impressionnables aux fortes tensions, on peut établir tout simplement une plaque sur le siége du mal, et lui en opposer une autre.

Grande plaque. — Elle est surtout destinée à la plante des pieds pour les sujets qui supporteraient mal l'immersion des pieds dans l'eau. En hiver, on peut, pour éviter aux malades l'inconvénient du froid , la placer sur une chaufferette.

Crochet à bains. — Il sert à conduire le courant dans la masse de liquide où s'immerge la partie que l'on veut électriser. On fixe alors sur le bord de la cuvette un crochet en rapport avec l'un des cordons. Il est indispensable que ce crochet touche le liquide.

Pour un grand bain, l'eau est mise en rapport, à l'aide du crochet, avec l'un des pôles : l'autre pôle correspond à la nuque et au sommet de la tête.

Dans ce cas, les courants doivent être faibles, et peuvent être prolongés pendant une heure.

Il faut éviter que les cordons trempent dans l'eau.

CHAPITRE XVI.

—

SOINS A DONNER AUX APPAREILS.

Hors le temps de son usage, il est indispensable que la boîte qui contient l'électro-aimant soit éloignée de toute cause d'humidité. Cette cause, en effet, pourrait produire des oxydations aux points de contact des fils électrodes et réophores, ce qui annulerait ou contrarierait le jeu de l'appareil.

Quand un appareil, après avoir bien marché, s'arrête ou a des caprices, il faut en chercher la cause dans la pile, ou dans les pièces qui la mettent en rapport avec l'électro-aimant.

Ces causes sont, ordinairement, un manque de con-

tact ou de pression suffisans entre les différentes parties
des électrodes, quelquefois des oxydations à leurs points
de jonction. Dans ce dernier cas , il faut nettoyer ces
points, ou les gratter avec la lame d'un couteau pour
remettre le métal à vif. Ce nettoyage est souvent ré-
clamé par la lamelle de la spirale du charbon.

Le contact des spirales entre elles fermerait le circuit avant son arrivée à l'électro-aimant et empêcherait
l'appareil de fonctionner. Le contact des excitateurs
pourrait produire le même effet.

La pile demande des soins de propreté. Les zincs
surtout ont besoin d'être passés à l'eau, et bien es-
suyés, après chaque opération. A la longue, des incrus-
tations peuvent se former après les vases poreux : il est
bon de les soumettre , de temps en temps, à une immersion, un peu prolongée, dans l'eau.

Les liquides qui servent à l'action de la pile, n'ont
pas besoin d'être jetés après chaque opération , excepté
l'eau salée ou acidulée. On remet l'acide nitrique , ou
la solution de bi-chromate de potasse, dans son flacon :
on ne renouvelle ces liquides que quand la tension de
la pile paraît trop s'affaiblir.

Il arrive qu'au bout d'un certain temps d'usage , les

points d'ajustage des cordons aux crochets et aux pitons, s'élargissent ou se relâchent. Il faut les resserrer alors avec du cordonnet de soie, de manière à rétablir un contact parfait.

Même précaution pour les plaques et les œillets des cordons de prolongement.

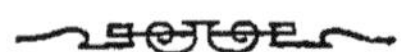

TABLE DES MATIÈRES.

—

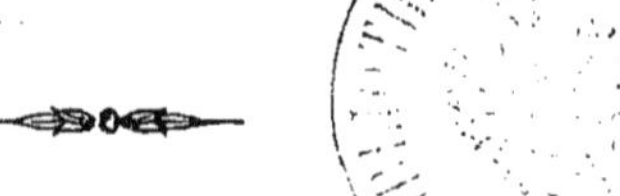

NOTA.

Les personnes désireuses de se procurer l'appareil volta-magnétique du docteur Nivelet, peuvent s'adresser à lui-même, à Commercy, département de la Meuse.

Il se fera un plaisir de leur donner les renseignements particuliers dont elles pourraient avoir besoin, en outre de ceux contenus dans cette notice.

Elles trouveront aussi un dépôt d'appareils, chez M. Humblot, opticien, rue de la Poissonnerie, n° 13, à Nancy.

Prix d'un appareil complet,
Excitateurs dorés et argentés, } 100 fr.

Les appareils sont garantis pour un an, sauf les cas de chute ou de fracture. Bien gouvernés, ils en dureront 10 et plus.

Ils sont expédiés franco d'emballage. Les frais de port sont au compte de l'acheteur.

On n'expédie que contre remboursement. (Bon sur la poste ou autre moyen.)

Le docteur Nivelet fait établir aussi des appareils de cabinet, aux prix de 120 et 150 fr.

Il a des appareils à deux courants, sans le système des courants interrompus, et qui ne comprennent que les excitateurs nécessaires à chaque cas de maladie. Prix : de 50 à 70 fr., suivant le nombre de piles et le nombre d'excitateurs.

Tous ces appareils fonctionnent avec l'eau salée et la solution de bi-chromate de potasse. L'acide nitrique n'est nécessaire que pour les cas où l'on a besoin d'une très-forte tension.

Un flacon de solution de bi-chromate de potasse, et un flacon de bi-chromate en poudre, sont expédiés avec chaque appareil.

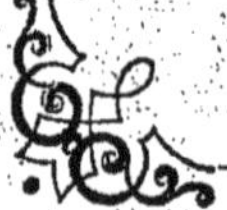

www.ingramcontent.com/pod-product-compliance
Ingram Content Group UK Ltd.
Pitfield, Milton Keynes, MK11 3LW, UK
UKHW020933140726
13695UKWH00003B/1049